# 作者寄语

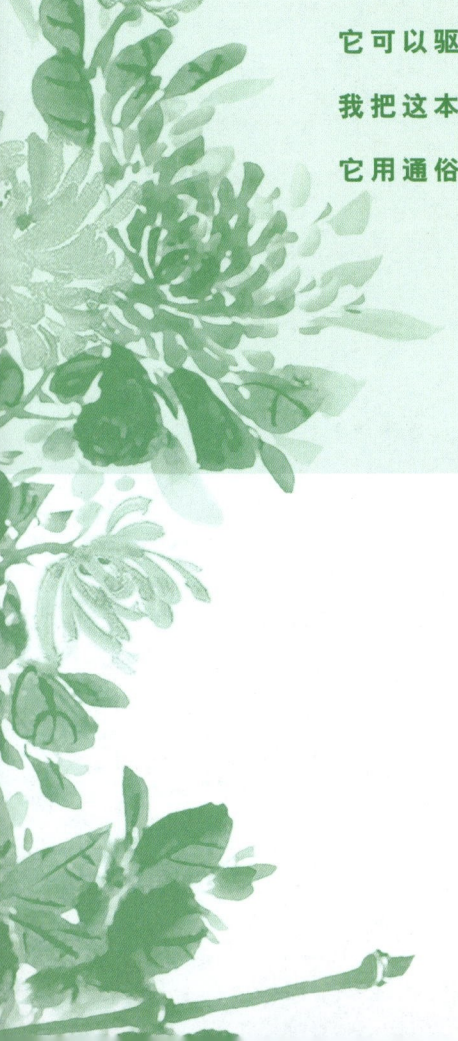

我把这本书送给饱受病痛折磨的人士，
它可以使您走出求医问药的误区，康复如初；
我把这本书送给所有爱美的女士，
它可以驱散您心头的阴霾，把健康的容颜挂在脸上；
我把这本书送给痴迷中医的初学者，
它用通俗易懂的理论解答您的迷惘和困惑；

我把这本书送给临床医生,
用它来正确地引导您的患者,更好地配合治疗;
我把这本书送给一切热爱生活、
热爱养生的朋友,祝愿您永葆青春、健康、快乐!

# 人体内经图

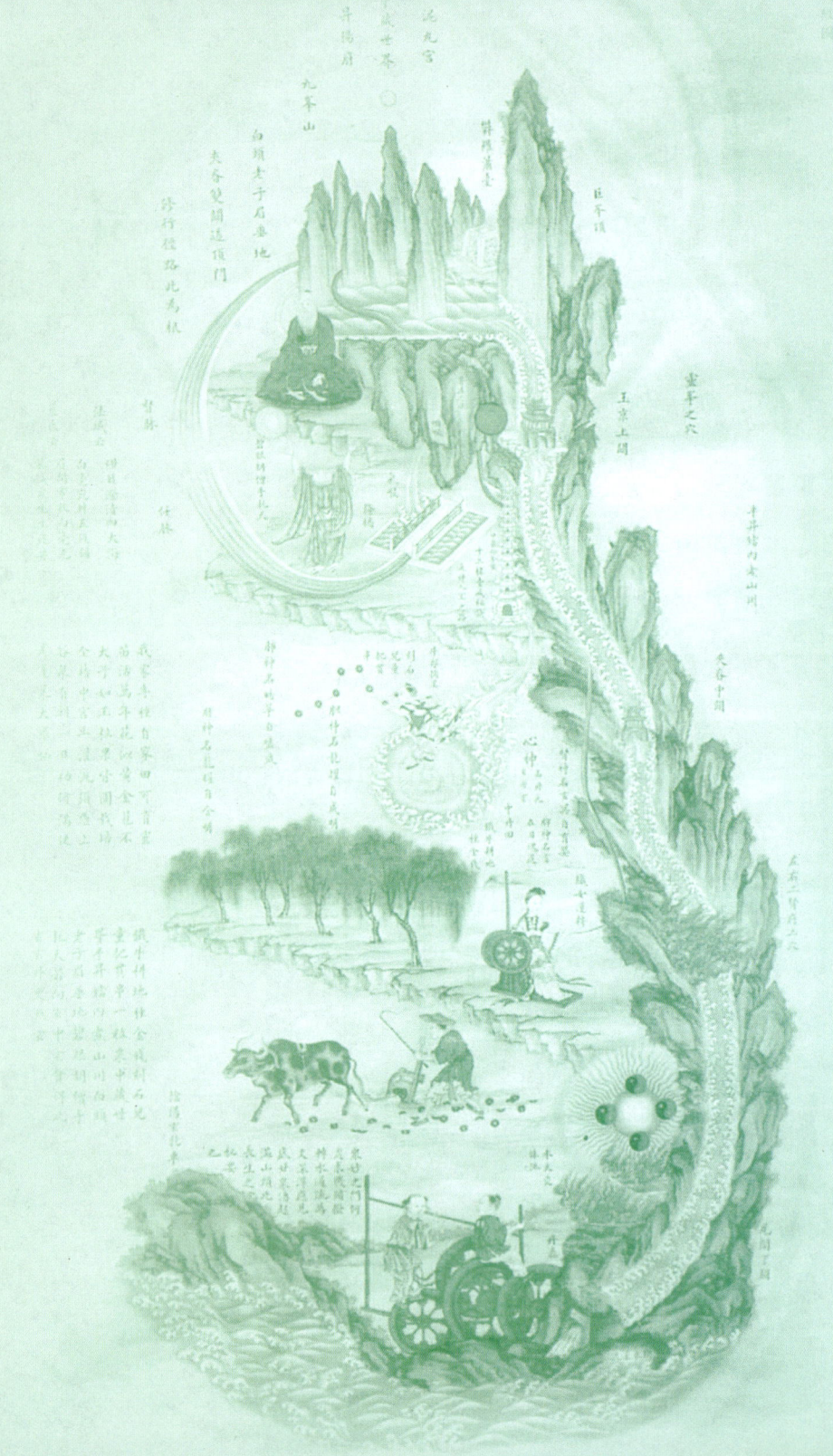

中医养生精华读本

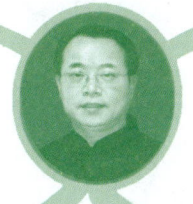

赵红军/著

养生和谐

# 中医不是传说

【下篇】

〖救治于后，不若摄养于先〗

北京中医药大学特聘临床专家对您的忠告！

学苑出版社

图书在版编目(CIP)数据

和谐养生·下篇／赵红军著.—北京：学苑出版社，2010.10(2020.1重印)
(中医养生精华读本)
ISBN 978-7-5077-3650-2

Ⅰ.①和… Ⅱ.①赵… Ⅲ.①养生(中医)-基本知识 Ⅳ.①R212

中国版本图书馆 CIP 数据核字(2010)第 192741 号

责任编辑：付国英
出版发行：学苑出版社
社　　址：北京市丰台区南方庄 2 号院 1 号楼
邮政编码：100079
网　　址：www.book001.com
电子信箱：xueyuanpress@163.com
电　　话：010-67603091(总编室)、010-67601101(销售部)
经　　销：新华书店
印　刷　厂：北京市京宇印刷厂
开本尺寸：787×960　1/16
印　　张：17.5
字　　数：280 千字
版　　次：2012 年 1 月第 1 版第 1 次修订
　　　　　2014 年 10 月第 1 版第 2 次修订
印　　次：2020 年 1 月第 4 次印刷
定　　价：65.00 元

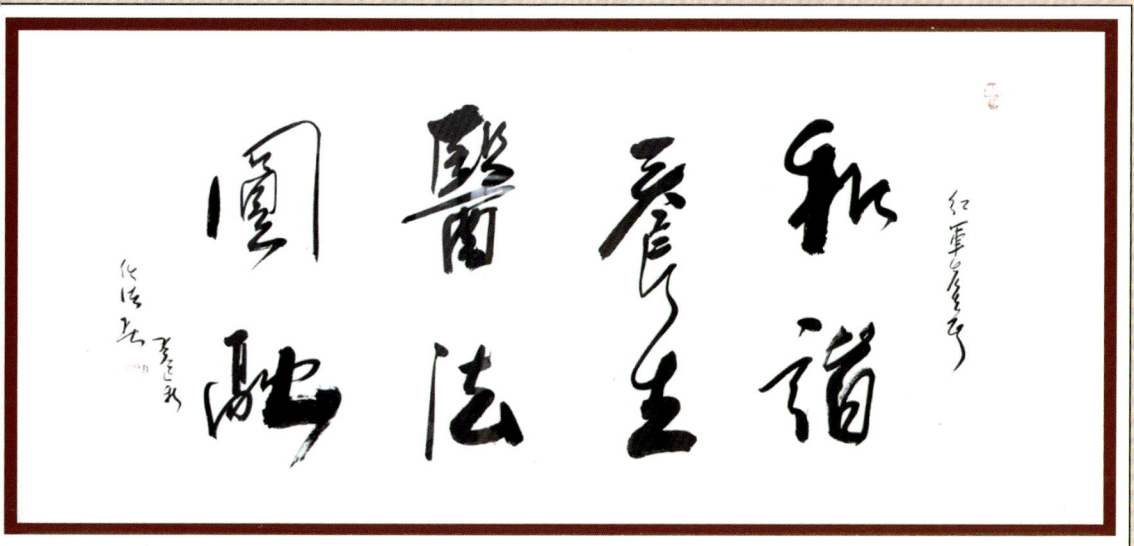

道教协会主席任法融道长题字

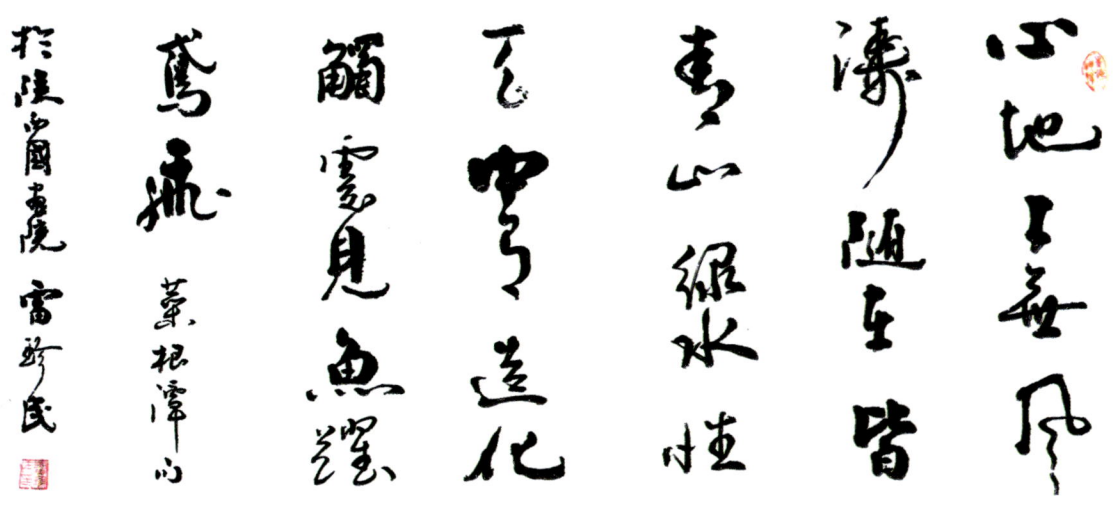

陕西省书法协会主席雷珍民先生赠书

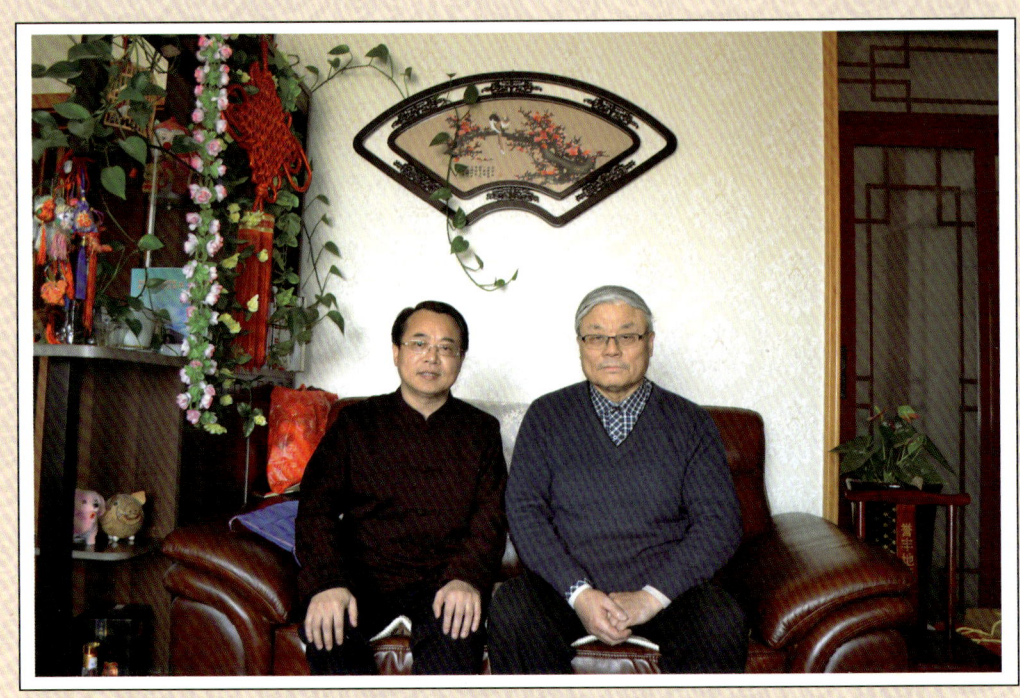

作者与苏礼老师合影

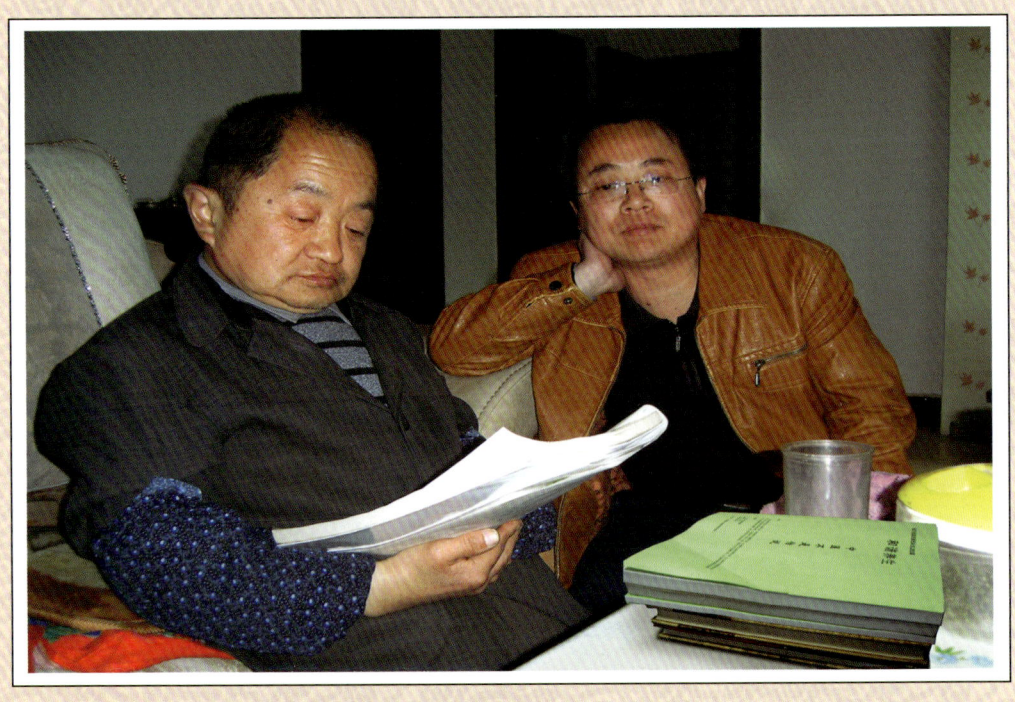

作者与孙曼之老师合影

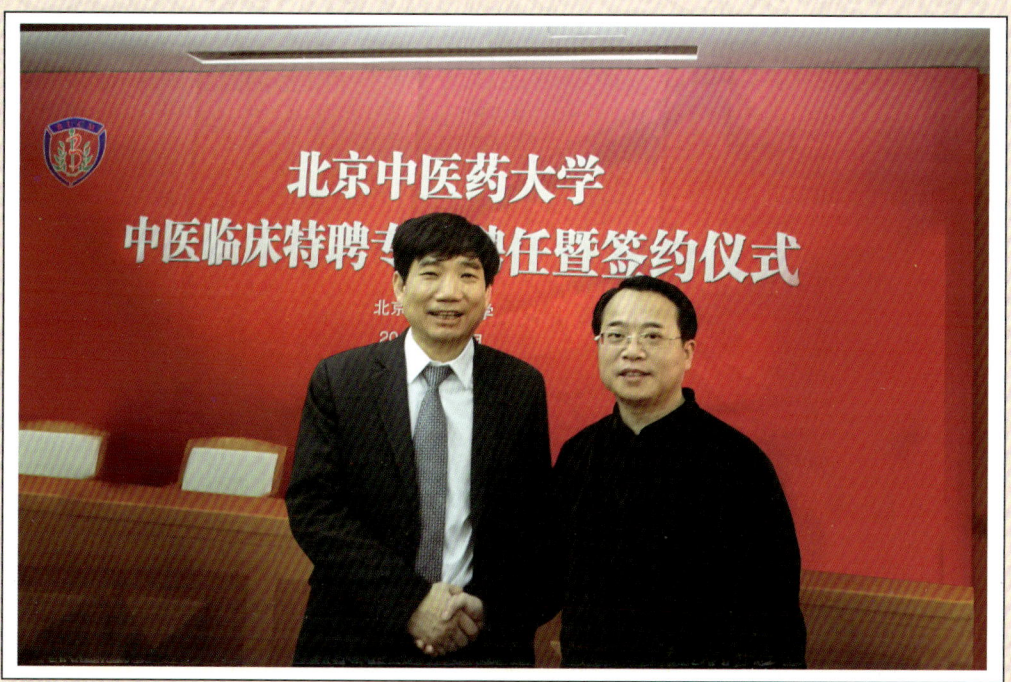

作者与北京中医药大学徐安龙校长合影

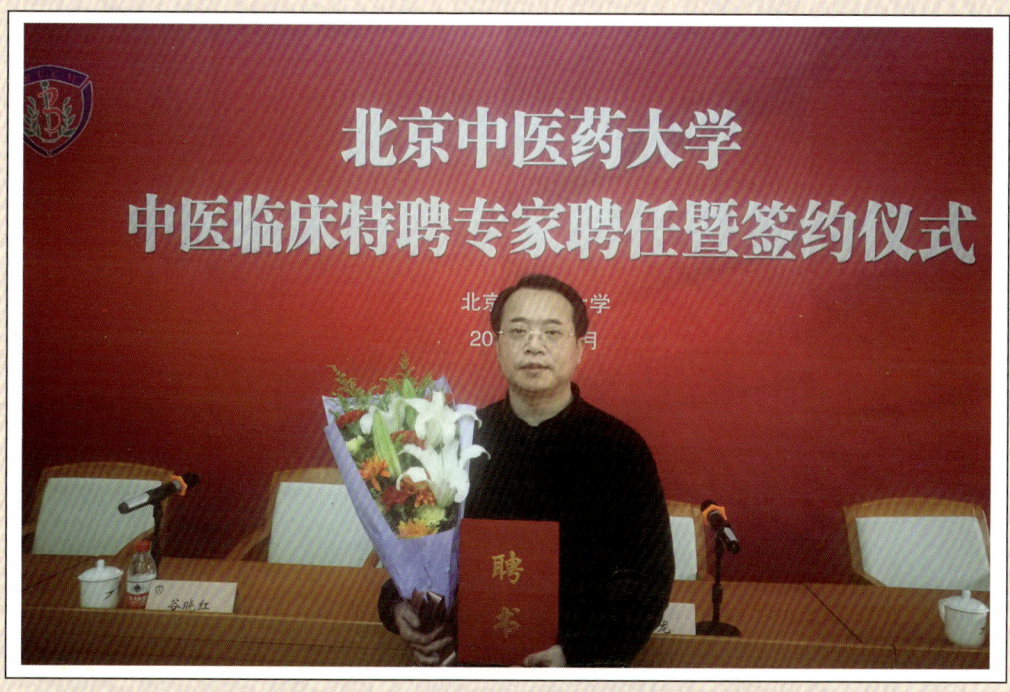

北京中医药大学中医临床特聘专家

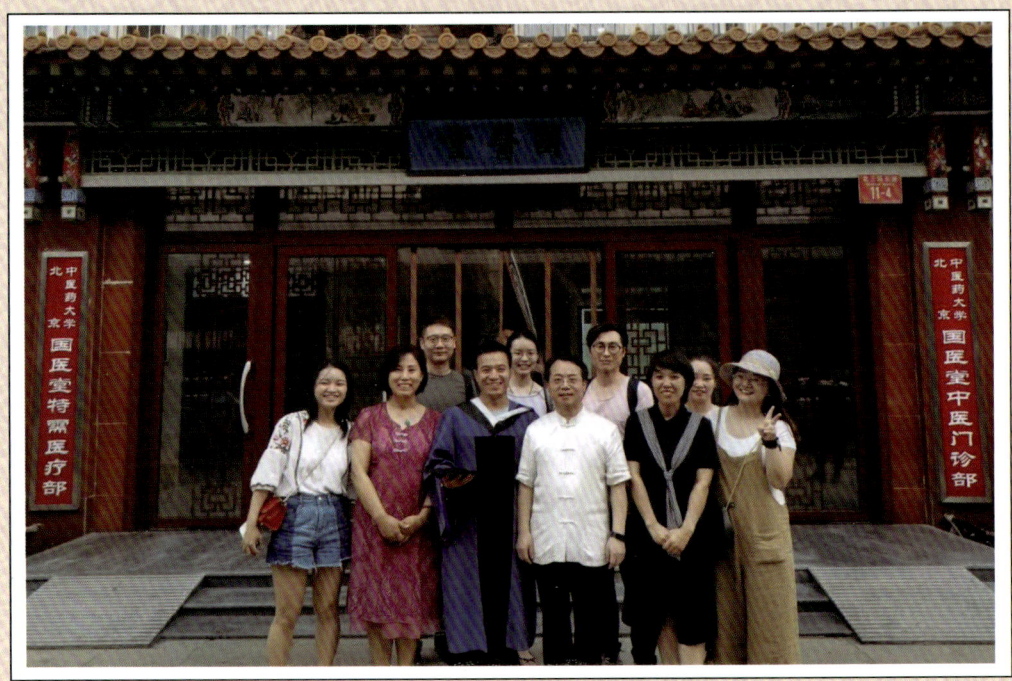

北京中医药大学国医堂带教研究生

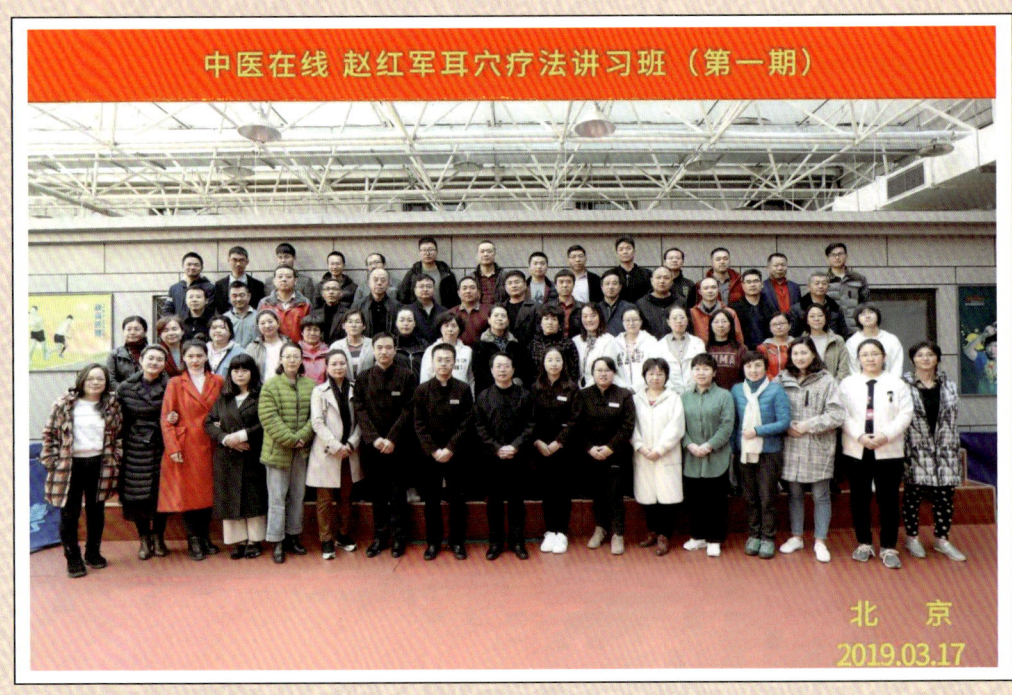

中医在线耳穴培训学员合影

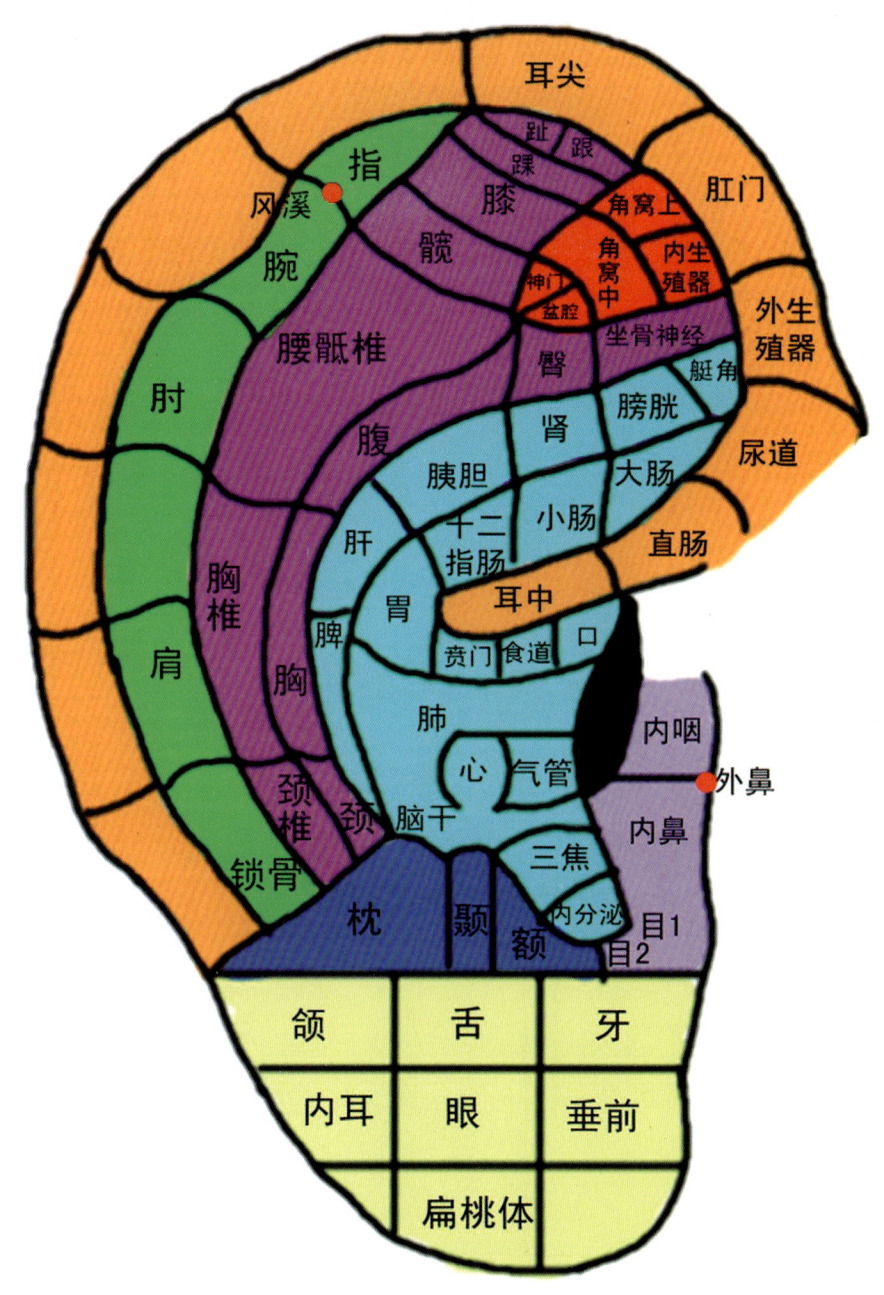

耳穴分区示意图

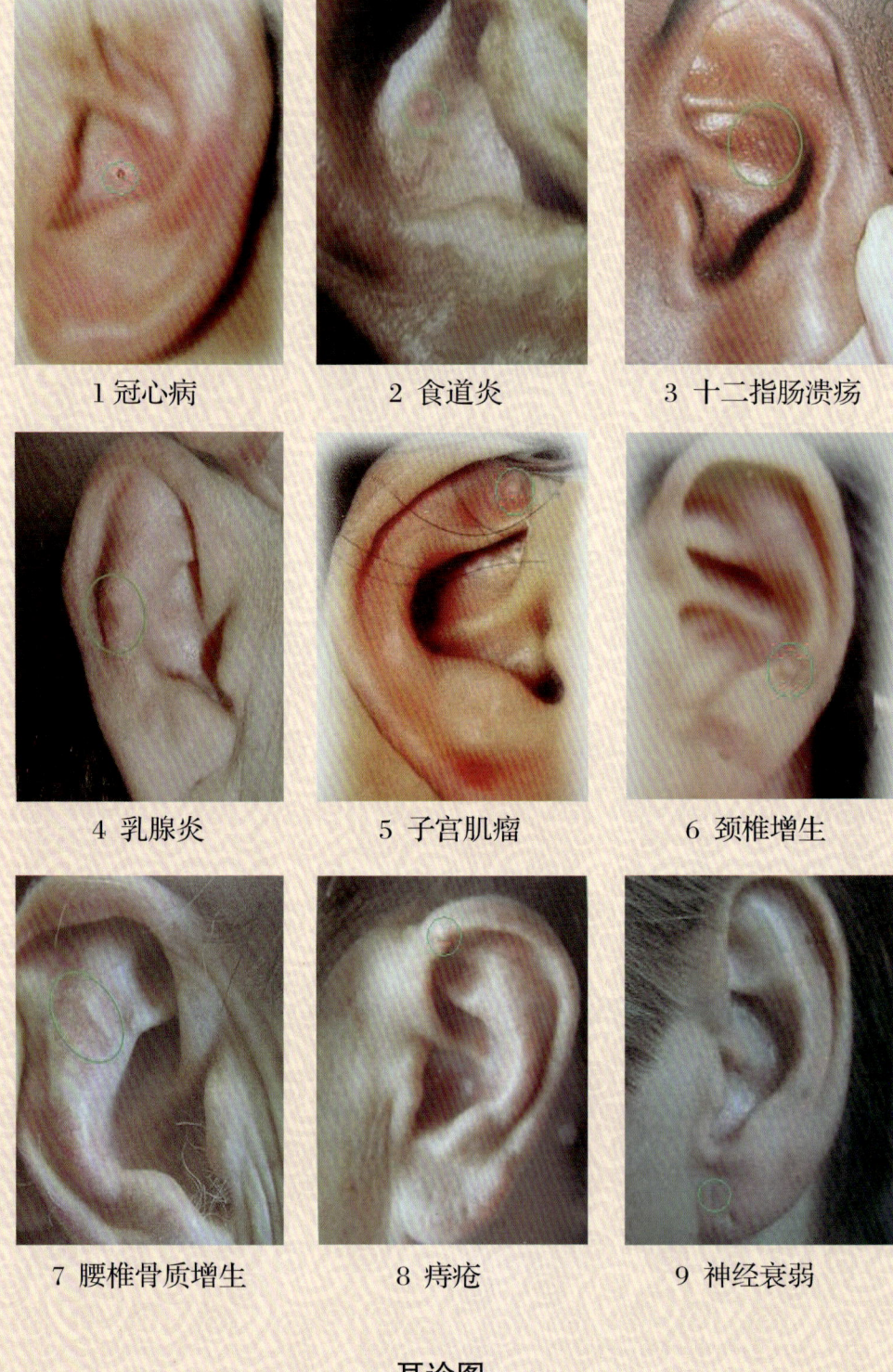

耳诊图

# 苏 序

## 事如积薪　后来居上

日前，我的学生赵红军医师送来他最近杀青的书稿，请我写一篇序文。看着这部名为《和谐养生——中医不是传说》的沉甸甸的书稿，历历往事油然浮上心头。

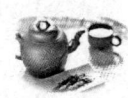

20世纪80年代末，在我执教的中医基础理论、方剂学等课堂上，一位善于思考、勇于提问、悟性极高的青年学子逐渐引起了我的注意，他就是赵红军。后来得知，赵红军的家乡在周文王与太姒夫人爱情故事的发生地——合阳。1989年，赵红军高中毕业后，因为众所周知的政治原因，他未能如愿像他的两位兄长那样进入北大和清华深造，不得已改学中医。他曾经写了一封信，向我诉说心中的苦闷。我随即回了一封信，以"脱颖而出"的成语为喻，告诉他志学中医、必有大用的道理。未曾想，这封极其普通的信件，竟成了影响红军后来在中医学术上不断发展的动力，成了我与红军20年师生情谊的见证。

"云山苍苍，江水泱泱，老师之恩，山高水长"。受传统文化的熏陶，赵红军有着深厚的尊师重道情结。1992年教师节来临之际，赵红军以深切的感恩之情，撰写了《山高水长老师恩》一文。文中说："学无止境，医海无涯，百花园中，姹紫嫣红，离不开园丁的辛勤培育，也正因为古今多少这样的师徒情谊，人类文明才得以薪火相传到今天。"这篇文章在《合阳报》发表后，旋即被国内多家媒体转载，在中医界一度传为佳话。

赵红军在20年学医行医的过程中，勤求古训，博采众方，不拘门户之见，坚持临床实践，理论和经验都有了很大的提高。他不仅能自如地应对胃病、风湿病、颈椎病、腰椎病、神经衰弱、乳腺增生、妇科经带等病症，在运用针灸治疗中风等疑难、危重症方面，也积累了丰富的经验，取得了骄人的成绩。仅1992～2009年间，经他治愈的各种中风偏瘫患者就达数百名之多。山西省襄汾县一位中风偏瘫患者，不远千里找红军治疗，患者被担架抬着而来，最后自己行走而归；合阳县行家堡李氏老太太，患重症脑出血，经红军用醒脑开窍针法配合药物治疗40余日，终获痊愈；陕西省著名科学家李立科的助手患脑出血偏瘫，多方治疗效果不好，后经赵红军治疗，疗效卓著，李立科对此大加赞赏，予以鼓励。《新华社经济信息》《合阳报》分别以"修补生命方舟的人、你一定要爱'她'"为题，对此事加以报道，在当地产生了很大的影响。

赵红军在中医养生保健方面，也有许多独到的感悟和体会。他根据自己多年的临床实践，总结出了人体的十大保健穴位：合谷、内关、风池、神阙、气海、命门、足三里、阳陵泉、三阴交、涌泉。这对掌握经穴养生的要点，无疑大有裨益。赵红军曾写过《一生淡泊养心机》一文，他认为"养心是养生的最高境界，养生最重要的莫过于养心，而养心的关键就是要不断维护和发扬自己的一颗善心"。这些观点正是中医经典著作《黄帝内经》中

"养生莫若养性"的精神实质所在。

近年来,赵红军移师古城西安,一边诊病行医,一边讲学授课,还在网上开设了自己的博客,与一班志同道合的网友探讨学术经验、交流临证心得,评论"天下中医"。即将出版的这部《和谐养生——中医不是传说》中的一些内容,就是他已在网上发表过,而且被网友们"顶"过、追捧过的有关中医保健养生方法的阐述和体会。我相信,随着这部养生科普著作的问世,中医养生的理念和方法,一定会被更多的人所了解和掌握;我坚信,传承数千年的中华养生文化,一定会风行全世界,造福全人类。

祖国医学,源远流长;事如积薪,后来居上。谨借《和谐养生——中医不是传说》正式出版之际,祝愿中医事业不断发扬光大!祝愿华夏子孙人人享有健康!祝愿岐黄传人奋发自强,再创辉煌!

是为序。

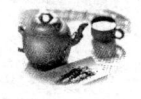

苏　礼
2010年元旦于西安

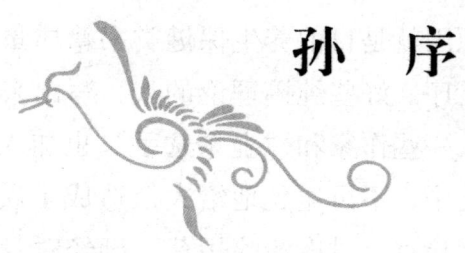

# 孙 序

## 一本值得推荐的好书

在日常门诊中,经常可以见到这样的患者,由于受时下一些养生宣传的误导,致使原本就有病患的机体更添新病。

例如,有些妇女误信多吃水果可以使肤色白皙,就吃很多水果,结果不但没有达到养颜的效果,反而导致脾胃寒湿,使面部产生了更多的痘、斑,更严重的还由此而导致了月经量少、痛经、闭经。又如,有人把"防寒"、"保暖"、"春捂"等养生观念片面化和绝对化,特别是一些经常患感冒的儿童和呼吸系统疾病患者,大热天还穿着很厚的衣服,捂得严严实实,而不知这样会使人体的阳气郁闭,身体内部的邪热难以散发出去,久而久之引起机体抵抗力下降,导致反复感冒,发生咳嗽、哮喘、腹泻等疾病,三天两头打针吃药。还有一些人盲目减肥,受到素食主义的片面宣传而不知其误,禁绝了肉、蛋等蛋白质和脂肪的摄入,营养严重缺乏,结果导致体力消耗入不敷出,引起头晕脑涨、倦怠乏力等各种病症,不得不去医院打点滴。

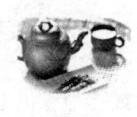

凡此种种观念上的误区,已经成为目前大众在养生保健方面普遍存在的现象。有识之士指出:之所以会出现这些现象,其重

要原因就是目前养生保健类书籍质量的良莠不齐、市场较为混乱和无序。好些纯搞理论的人，写出来的养生书好看却不实用；同时，一些作家和"业余选手"也加入到医药这个专业性很强的领域之中，不可避免地给大众造成了误导。另外，目前国内流行的过度检查、过度治疗用药，已经对身体造成损害，导致药源性疾病日益增加。凡此种种，不容忽视。

读完本书，我的感受是，在目前各种养生保健书籍五花八门、各行其道的情况下，平心而论，这是一本立论不偏不倚，论据翔实可靠，内容丰富多彩，着眼于人们关心的防病治病等一系列现实问题，既具有科学根据又充满中医智慧的好书。我认为，凡希望了解正确的健康理念的各层次、各年龄段的朋友们，都应该仔细阅读此书。对于那些希望了解中医基础知识，从而进一步学习中医的年轻人，此书更是一本不可多得的入门指导书，值得推荐。

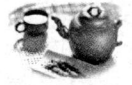

20年前，经陕西省中医研究院苏礼研究员介绍，赵红军就跟我学习中医临床。20年来鸿雁传书，往来不断，师徒情深。他孜孜不倦，精勤进取，以医者的一颗诚心和良好的医术得到了越来越多患者的认可。作为一名在基层工作了20年的临床医生，他以丰富的从医阅历，力辟谬误，宣传正确的健康理念，厥功甚伟。在繁忙的门诊之余，他有心著书立说，为中医复兴的大任尽一己绵薄之力，也是值得肯定、赞许和欣慰的事情。

谨以此文为之祝贺。

孙曼之

2010年4月18日

# 目　录

丛书总序：你一定要爱"她" …………………………………（ⅰ）
养生篇序言：和谐——《黄帝内经》的中国式养生 ………（ⅸ）

## 一、孙思邈养生十三法 …………………………………（1）
　　1. 发常梳 ………………………………………………（3）
　　2. 面常洗 ………………………………………………（4）
　　3. 目常运 ………………………………………………（5）
　　4. 齿常叩 ………………………………………………（5）
　　5. 漱玉津 ………………………………………………（6）
　　6. 耳常弹 ………………………………………………（7）
　　7. 头常摇 ………………………………………………（8）
　　8. 腰常摆 ………………………………………………（9）
　　9. 腹常揉 ………………………………………………（10）
　　10. 摄谷道 ……………………………………………（11）
　　11. 常散步 ……………………………………………（12）
　　12. 膝常扭 ……………………………………………（13）
　　13. 脚常搓 ……………………………………………（14）
　　　"四无"与"六勿"养生法 …………………………（15）
　　　古代名医寿星 ………………………………………（16）

## 二、黄帝内视功 ……………………………………（17）
1. "一生淡泊养心机" ………………………………（17）
2. 黄帝内视功,剔除你心灵的魔鬼 …………………（21）
3. "适者生存"、"仁者长寿",养生务必养德…………（25）
4. 美文祛疾,我的读书养生法 ………………………（26）

## 三、求医不如求己,偏方气死名医 ……………………（32）
1. "药本无贵贱,效者是灵丹" ………………………（32）
2. 求医不如求己,偏方家庭自疗 ……………………（38）
   (1) 感冒及内科杂症 ………………………………（38）
   (2) 头面五官病症 …………………………………（40）
   (3) 儿科病症 ………………………………………（45）
   (4) 男科、妇科病症 ………………………………（47）
   (5) 躯体关节皮外病症 ……………………………（49）
3. 如何正确认识偏方的价值 …………………………（52）

## 四、神奇的经络疗法 ……………………………………（55）
1. 揭开经络的神秘面纱 ………………………………（55）
2. 十二时辰经络养生 …………………………………（58）
3. 经络疗法的原则与敲胆经的危害 …………………（64）
4. 人体的十大保健穴位 ………………………………（66）
5. 经络养生,方兴未艾 ………………………………（77）

## 五、易学实用的耳穴疗法 ………………………………（80）
1. 小小的耳朵是整个人体的缩影 ……………………（80）
2. 常用耳穴的位置和应用 ……………………………（83）

3. 耳穴保健和治疗方法 ……………………………… （91）
4. 耳穴疗法的适应症 ………………………………… （93）
5. 耳尖穴的放血救命疗法 …………………………… （99）

## 六、心、脑同病，心、脑保养 ……………………… （102）

1. 心、脑同病 ………………………………………… （102）
2. 早期发现冠心病，教你认识"冠心沟" ………… （106）
3. 不可忽视的中风先兆 ……………………………… （107）
4. 心、脑血管病的防治与误区 ……………………… （108）
   （1）你的血压为什么降不下来？ ……………… （108）
   （2）有瘀血不可活血，阿司匹林及其他西药的危害 ……………………………………… （109）
   （3）你还可以再放几个支架 …………………… （111）
5. 抢救心、脑血管病，时间就是生命 ……………… （112）
6. 中风偏瘫——需要重视的针灸疗法 ……………… （113）
   （1）中风针灸越早越好 ………………………… （113）
   （2）中风后为什么上肢恢复困难 ……………… （116）
   （3）哑门穴治疗中风有特效 …………………… （117）
   （4）并非所有脑出血都要手术 ………………… （117）
   （5）各种针法的综合运用 ……………………… （119）
7. 心、脑保养，预防中风 …………………………… （120）
   （1）中风偏瘫与A型行为——学会保持一颗平常心 …………………………………… （120）
   （2）为什么把脑血管病叫中风？心、脑血管病人如何过冬？ ……………………………… （121）
   （3）预防中风要运动你的左手，锻炼你的右脑 … （123）

（4）高血压可以吃鸡蛋吗？——心、脑血管病人的饮食原则 …………………………………（124）

### 七、如何保养好你的后天之本——脾胃 ……………（129）
1. 脾胃是"气血生化之源" …………………………（129）
2. 脾胃是五脏的枢纽，"内伤脾胃，百病由生" ……（133）
3. 中医所指"湿"为何物？如何判断自己体内有"湿"？ ……………………………………（137）
4. 你是胃寒还是胃热？胃病为何经年不愈？ ………（140）
5. 胃病患者，请管住自己的嘴 ……………………（143）
    （1）少食是保养肠胃和延年益寿的秘诀 …………（143）
    （2）"中正平和"的饮食原则 ……………………（145）
    （3）不同的胃肠疾病应该如何选择食物？ ………（147）
6. "补肾不如补脾" …………………………………（151）

### 八、如何保养好你的先天之本——肾 ………………（155）
1. "肾藏精"，为"先天之本" ……………………（155）
2. 肾为元气之根、生命之门 ………………………（159）
3. 肾虚与来自不孕、不育症的困扰 ………………（162）
4. 你是肾阴虚还是肾阳虚？——六味地黄丸补肾的误区 ……………………………………………（168）
5. "补脾不如补肾" …………………………………（173）
6. 保养肾精、延年益寿 ……………………………（175）
7. 阳虚的人要动起来，阴虚的人要静养 …………（177）

## 九、五脏的药食养生 （180）
1. "药食同源"，药补不如食补 （180）
2. "四气"食疗，食物的寒热温凉性质 （182）
3. 五味与五脏食疗 （184）
4. "五色"与五脏食疗 （187）
5. 五脏的辨证食疗 （189）
6. 以莲子为中心的"莲仁"系列养生食疗方 （193）
   食疗歌 （197）

## 十、写给爱美的女士，如何做到驻颜有术 （198）
1. 面色与五脏的关系 （198）
2. 皮肤保养，光艳动人 （203）
3. 痘痘是吃出来的，丑也是吃出来的 （205）
   防痘饮食的"三多两少"原则 （206）
4. 减肥的误区 （207）
   （1）过度减肥，白领精英变身"白骨精" （207）
   （2）便秘吃泻药的危害 （208）
   （3）用中药把你"补瘦" （209）
5. 药食排毒，美颜抗衰 （210）
   （1）饮食排毒是最科学的排毒方法 （210）
   （2）水果排毒 （212）
   （3）药食排毒 （213）
6. 经络美容，驻颜有术 （214）
   （1）认识头面部的"美容穴" （214）
   （2）耳穴疗法，"美容王国里的后起之秀" （217）

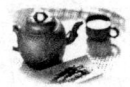

7. 药食补养，靓丽一生 ………………………………（219）
　（1）漂亮女人的饮食宝典 ………………………（219）
　（2）做一个"有血色"的女人 …………………（220）
　（3）吃阿胶和"固元膏"的误区 ………………（221）
8. 和谐的性生活使女人容颜艳丽 ……………………（222）
　（1）由性压抑到性冷淡 …………………………（223）
　（2）性冷淡需要调理 ……………………………（224）

**附录　大医养成　天下无疾** ………………………（227）
**再版后记** ……………………………………………（247）

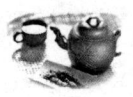

# 丛书总序

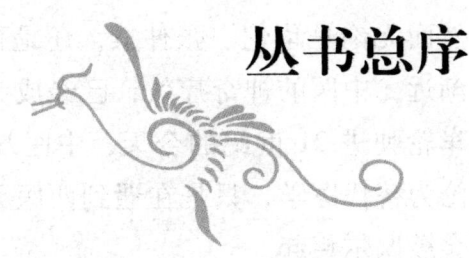

## 你一定要爱"她"

20年前,当我初涉中医的时候,我不知道从事中医会有多难,不知道中医这水有多深!毕业后步入了社会,开始了临床,理论和实践的严重脱节、理想和现实的巨大反差使我觉得:学习中医犹如掉进了一个深不见底的陷阱,从事中医就意味着一生要在荆棘中前行。但当意识到这一点的时候,你已经深陷其中、无法脱身,因为她充满魔力,使你迷恋不已、欲罢不能!

中医是中国古人创造的一门独特的医学。说她独特,是因为她不谈细胞,没有化验,自打出生的那一天起,就深深印上了中国古代哲学思想的烙印。中国古人认为"善言天者,必有验于人"、"天人合一",要研究人,就必须把人体置于宇宙天地这个大环境中俯视鸟瞰。有着不足300年历史的西医把人体拆分为一个个的单元,擅长微观和局部的研究,而中医以阴阳、五行哲学为指导,着重于生命的整体功能状态和宏观把握。中医没有实验室,人体就是最大的实验室,"神农尝百草,一日而遇七十二毒",在数千年的历史长河中,无数中医为此付出了毕生的心血甚至生命。中华民族历经天灾人祸的磨难,却一直繁荣昌盛、生生不息,如果否认中医的贡献,是说不过去的。

然而无论是华佗、张仲景，还是孙思邈、叶天士，他们都已渐行渐远，中医的神奇疗效，已经成为一个个美丽的传说。在历史的车轮驶进21世纪的今天，中医却衰落了！中医日益被边缘化，沦为替代医学，只是在遇到西医无法治愈的疾病的时候，中医才会被偶尔想起。

现在谁还去看中医呢？据统计，全国每年约有39亿人次就诊，而中医医院的年诊疗人次不到3亿。你到哪儿去看中医呢？全国有医疗机构80000多个，而中医仅有3000余家。你到哪儿能找到理想的中医大夫呢？全国约有医务人员520万人，而中医仅有50万人，其中还有相当一部分是看化验单开西药，已经不会按照传统中医的辨证方法来看病，只是挂着中医的名而已。

2009年，有30位名老中医被授予"国医大师"的称号。他们大多是耄耋老人，垂垂老矣！在京举办的"国医大师"表彰暨座谈会上，仅有19位"国医大师"到场，其余的均因年老体弱而缺席。会后不久，就有两位"国医大师"相继辞世。据统计，全国的名老中医已经从20世纪80年代的5000余名锐减至现在的不足500名。前面的走了，后面的无法跟上。中医的衰落触目惊心，真令人有"前不见古人，后不见来者，念天地之悠悠，独怆然而涕下"的感慨！

中医的衰落有历史的原因。早在"五四运动"的时候，就掀起了彻底否定传统文化的思潮。当今社会科技发达，阴阳、五行与现代人的思想观念格格不入。中医和古代哲学思想有着密不可分的联系，学习中医要从古典医籍入手。传统文化氛围的缺失，语言文字理解能力的下降，给中医传承带来了重重障碍。在西医占据医疗主导地位的今日，好多人把西医当作真理的化身，没有深入了解，就武断地提出"中医是伪科学"的谬论。年轻人学习和从事中医的越来越少，出现了严重的人才断层。继承都谈不上，发展自然是举步维艰了！

中医的衰落有教育的原因。全国有32所中医药院校，但没有一所是名副其实的中医学府，都搞"中西医结合"了。学生1/3的时间学西医，1/3的时间学英语，1/3的时间学中医。好些老师不会看病，上课时妄自菲薄，学生又能对中医有多少兴趣可言？国家每年投入大量的财力扶持中医药研究，可由于没有一个科学的长远规划，研究成果微乎其微，很难有实质性的进展。教材在编写上过于机械和教条，尤其是与临床关系密切的医案学习的缺失，造成学生理论和实践的严重脱节，毕业后不会辨证处方。

德国慕尼黑大学波克特教授一针见血地指出："中医药在中国至今没有受到文化上的虔诚对待，没有确定其科学传统地位而进行认识论的研究和合理的科学探讨，所受到的是教条式的轻视和文化摧残。这样做的不是外人，而是中国的医务人员。他们不承认在中国本土上的宝藏，为了追求时髦，用西方的术语胡乱消灭和模糊中医的信息，是中国的医生自己消灭了中医。"

中医的衰落有制度的原因。毛主席提倡中医药，针灸和廉价的中草药使"一穷二白"的新中国解决了亿万群众看病难的问题，成为世界卫生组织倡导学习的楷模。当卫生部压制中医时，他亲自在《人民日报》发表社论，撤销了两位副部长的职务。此后全国的中医学院和研究所如雨后春笋般地建立起来，整理中医古籍的工作陆续展开，为中医发展奠定了坚实的基础。

然而好景不长，曾几何时，为广大群众的生命健康提供保障的医疗被市场化了。医生要赚钱，医院要对提高GDP有所贡献，能创造经济效益的西医顺理成章地受到了青睐，而安全、方便、廉价的中医药从此被打入冷宫。不论在哪个医院，中医门诊都是最冷落和萧条的科室，是最完不成"任务"和创收最差的科室。吕嘉戈先生在《中医遭遇的资本阴谋与制度陷阱》中指出："随着西医在中国的强力推广，中医被迫退出卫生医疗体系，走向偏远的农村。虽然宪法规定医药卫生事业实行中西医并重的方针，其实质是名存实亡。"

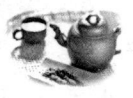

中医药的发展和传承有着自身的特殊规律，然而1999年出台的《执业医师法》否定了中医的大中专教育和自学考试，否定了中医师带徒的传承模式，给中医诊所的开办设置了重重障碍。据估计，我国尚有15万没有行医执照的中医，他们是"政府取缔，人民批准"的"地下医生"。我们当前的医疗现状是，一方面患者求医无门，找不到合适的医生；另一方面每年都要取缔数十万的"非法"行医者。这些中医从业者在夹缝里生存，是当今医疗界最为可悲的一个群体。

某中医学院学生毕业近2年尚未找到工作，去卫生局申办个体行医执照。卫生局告之曰："已停止审批一切个人申请。"迫于生计，该生自设一诊所。开业不久，旋即遇上"整顿医疗市场、打击非法行医"活动。卫生局执法队收缴了该生的毕业证书，并要罚款3000元。该生无奈之下，告知家人，其父叹道："家贫如此，供你读书多年已属不易，实指望你毕业后能为家分忧，谁知你不但难以自立，反而还要继续赔钱，既然如此，此证不要也罢！"该生闻之，深感愧疚与屈辱，痛哭一场之后，将所有的中医书籍付之一炬，从此以后，誓不言医！

由于种种原因，中医正在不断走向衰落。如果再不扭转，这个曾经在理论和实践上都高度成熟的医学，将成为尘封的历史。培根说："在人类历史的长河中，真理因为像黄金一样重，总是沉于河底而很难被人发现。"人们很难一下子认识中医的全貌并接受她，但如果她失去传承，我们必将成为千古罪人。中医"内冷而外热"，国内有人吵着要"废除中医"，一些国家却把中医药当宝，越来越多的外国人接受了中医治疗。日本医学权威大塚敬节弥留之际嘱其弟子："现在我们向中国学习中医，10 年后让中国向我们学习。"

20 年前的那个夏天，当我怀着满腔热忱，抱着济世救人的美好理想步入社会的时候，遇到的就是这么一个现实。我一度失落和彷徨，我将终生托付的中医竟然沦落到了这个田地，我心不甘啊！

于是我"二返长安"，给曾带我们中医基础理论课的袁瑞华老师讲了自己的苦闷。袁老师鼓励我说："不要泄气，你们渭南有一位民间中医孙曼之，你可以跟他学习临床。"后来，和孙老师熟识的苏礼老师热情地修书一封，介绍我去渭南实习。我从此和孙老师结下了迄今 20 年的师徒缘。

初涉中医，我曾有过两次徘徊和迷惘。学医之初，是高考失落后的无奈选择，我满怀哀伤和忧郁，苏老师用"脱颖而出"的典故，坚定了我学医的信念。行医之际，我又遇到了孙老师，犹如黑夜里迷失的航船看到了前进路上闪耀的灯塔！今天回想起来，我与中医结缘，全赖两位恩师的培养，我也更加懂得了老师的启蒙和鼓励对于初学者的重要意义。

20年来，我不敢忘记老师的殷切教诲，不断提高自己的理论素养。我认为，阴阳、五行是中医理论的源头，学习中医必须从古代哲学思想入手，才能够从源至流，更深入和准确地领会她的精髓。现在的中医大多把阴阳、五行学说绝对和机械化了，由此造成了许多歧义。基础理论是学习中医的重中之重，而现行的教材却恰恰把此忽视和简单化了。中医至今没有一本说理透彻而切合实际的《中医生理学》，这不能不说是一大遗憾。中医博大精深，学医不能有门户之见，要博采各家之长，兼收并蓄，对此我深有体会。学习中医最大的问题是思路问题，路走对了，再大的困难都可以迎刃而解。

20年来，我始终没有脱离临床，治愈了一些常见和疑难病症。胃病、风湿病、颈椎腰椎病、乳腺增生、妇科病等，都是我门诊的常见病症。我擅长针药并施，特别对中风偏瘫的治疗，积累了较为丰富的经验，得到了群众的肯定。仅1992~2009年间，经我治愈的各种中风偏瘫患者就达数百之多。孙曼之老师强调学习医案的重要性，指出经典只是概括性的原则，如果没人指点迷津，应用颇为不易，但我们却可以从医案中悟出古人常规性的思路。就跟学习绘画必先临摹才能掌握基本技巧一样，学习医案久了，自会金针暗渡，得名师真传。我提倡欲学中医，先学针灸；

欲学针灸，先学耳疗。针灸是我们的国粹，它简便、廉价而又高效；我对耳穴疗法情有独钟，它立竿见影，和药物配合相得益彰，疗效神奇。

近年来，随着阅历的增长，我越来越认识到普及中医、总结经验和著书立说的重要性。

大众需要养生保健的知识。经常会有患者问我："我想看看中医养生的书，您能给我推荐一本吗？"现在的养生书不是太少了，而是太多了，以至于泛滥成灾。医学是和实践密切结合的一门学科，但好多养生书都不是临床医生写的，空谈理论而脱离实际，看起来精彩，岂不知对读者起了相当大的误导作用。有人按照书中介绍的去做，结果身体却越来越糟糕。有盲目敲胆经的，导致虚火上升，失眠、头昏；有乱吃固元膏的，吃得上火耳鸣、月经失调。所谓"学之讲无稽，故村儒举目皆是；医之效立现，故名医百无一人"。我赞同一个优秀的医生，同时应该是一个健康教育家，要教育患者采取正确的生活方式，避免各种有害的行为，养成有益的生活习惯。因此我感到，为了患者，应该写这么一本书出来。

"与其坐而论道，何如身体力行？"复兴中医要有实际行动！在孙曼之老师的倡导下，"名师带徒面对面活动"已经有条不紊地展开，全国各地的中医学子正聚集在他的周围努力学习中医。我希望自己能参加到这一行动中去，和同仁携起手来，共同为中医的复兴尽一己绵薄之力；我希望能给初学者一些借鉴，使他们树立信心，少走弯路。我计划写两类书，一类给大众和患者看，教他们养生之道，在实践中体现中医的价值；一类给中医入门者看，让更多的人喜欢中医，传承中医。相信《和谐养生——中医不是传说》出版后，还会有"赵红军中医复兴系列"之临床篇、中风篇、伤寒篇、脉法篇、针灸篇、耳疗篇等问世。

我曾治愈著名农业科学家李立科助手的脑出血偏瘫，有幸和李立科长谈，他十几年前的赠语犹在耳畔："我没有什么值钱的东西送给您，但我要送您一句话：'你一定要爱她！'爱你的事业，爱你的患者，哪怕一辈子什么事情都没干，只干成这一件事，你就无愧于人生！"从业中医，是我一生无悔的选择；"复兴中医，以笔为旗"，我将因此而不虚此生！

赵红军

2009年5月1日

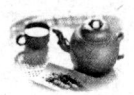

# 养生篇序言

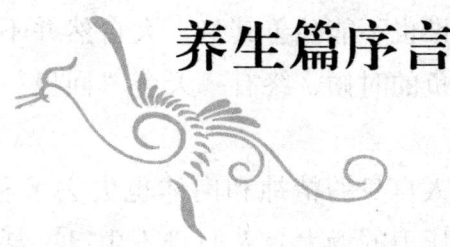

## 和谐——《黄帝内经》的中国式养生

我们今天所居住的地球,不知何时变成了一个大村子,每个国家的门窗都开着,蝴蝶会飞进来,"非典"、禽流感、猪流感也会不请自来。高度发达的交通条件、日益频繁的人际交往、国与国之间的紧密联系,使那种"鸡犬相闻,老死不相往来"早已成为历史。一旦有瘟疫爆发,它就很可能会在短时间内肆无忌惮地席卷大片区域。

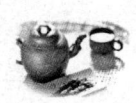

从艾滋病、癌症,直至甲型H1N1流感,各种疑难病、怪病层出不穷,人们在备受困扰之余不禁要问:经济发展了,社会进步了,物质生活改善了,为什么疾病反而越来越多了呢?产生这些疾病的根源又是什么呢?

人与大自然早已失去了应有的和谐。如今的地球早已是千疮百孔,是大自然孕育了人类,而人类却不思回报,目光短浅地极尽毁坏之能事。我们的天不再蔚蓝,被誉为"生命之伞"的臭氧层在不断被破坏,由此每年会新增加数十万名皮肤癌患者,以及上百万眼疾患者。全球的气温不断上升,我们的水不再清澈,工业污染了水源,人与自然的关系越来越恶化,社会就像一个大酱缸，谁也不能独善其身。大自然并不是填不满的垃圾桶，当它不堪重负的时候，终有一天会"回报"我们。

人自身的精神和肉体也失去了和谐。随着生活节奏的加快，工作压力的增大，人们身不由己，耗费着宝贵的时间和精力，总有一种心力交瘁的感觉；人们普遍信仰缺失，贪图物欲声色的享受，对前途感到迷茫；生活规律的紊乱、暴饮暴食、不良情绪又使严重紊乱的生理机能雪上加霜，不断透支着健康。各种各样的结石、癌症、尿毒症、糖尿病、冠心病、高血压、中风、不孕症、肥胖，以及各种莫名其妙的疾病接踵而来，每年患者都在成倍地增长，成为威胁全人类健康的主要"杀手"。

然而，在越来越多的疑难怪病面前，在以西医为主导医疗的今日，全世界的医学专家们都感到束手无策！"杀死了一批病毒，却引来另外一批病毒；杀菌是成功了，病人也被杀死了"。"杀敌五百，自损三千！"在经过了西医的破坏性疗法后，人们备受挫折之余不禁要问："未来的希望在哪里呢？能够真正解除病痛的医学在哪里呢？"不懂养生之道和预防疾病是危害健康的根源。

1988年，75位诺贝尔奖获得者齐聚巴黎，发表了举世震惊的宣言："如果人类要在21世纪生存下来，必须回过头到二千五百年前汲取孔子的智慧。"

孔子的智慧为什么会有如此强大的影响力？它对于当今人类会有什么样的启示呢？所谓孔子的智慧，就是儒家的"中和"思想，是中国古代哲学思想的核心。《中庸》说："中也者，天下之大本也；和也者，天下之大道也；致中和，天地位焉，万物育焉。"它要求人们思考问题时不偏不倚，时时变化而合乎天道。西汉大儒董仲舒认为，宇宙是个大人体，人体是个小宇宙，"天有十二月，人有十二大节"，天是大写的人，人就是缩小了的天。

人要与自然和谐，人生存在天地之间，是自然界的产物和组成部分，因此必然受到自然法则的约束，应该顺应自然，而不是破坏自然。

国学大师季羡林指出："人要先与自然做朋友，然后再伸手索取人类生存所需要的一切……西方滥用科技产生的弊端至今已日益显现，比如环境污染、生态平衡破坏、新疾病丛生，则人类前途实处危境。怎么办呢？人类必须悬崖勒马，正视弊端，采用东方'天人合一'的思想，庶几可以改变这种危险局面。"

人要与社会和谐，每个人都是社会大家庭中的一个成员，"和为贵"，"己所不欲，勿施于人"。每个人的性格都是不同的，人和人交往应该互相包容，不能我行我素，斤斤计较。人自身的精神和肉体更需要和谐，既要有一个健全的体魄，还要有一个健康的心灵。

中国古代哲学强调矛盾双方的统一，立足于"和"；西方哲学强调矛盾双方的对立，立足于"争"。而和就是"中和"、"和谐"，对立是暂时的，和是永恒的。把"中和"的思想用于社会治理和人体养生，都具有很重要的现实意义，是当今人类对于所面临的现实问题做出的明智选择。

**和谐社会，和谐人体，《黄帝内经》的中国式养生。**

《黄帝内经》是中医的经典著作，《上古天真论》是其中一篇很有价值的论述养生的文章，文章中黄帝问他的老师岐伯："余闻上古之人，春秋皆度百岁，而动作不衰；今时之人，年半百而动作皆衰者，时世异耶，人将失之耶？"上古时代的人生存条件极其艰苦，他们为什么长寿呢？现在的人生活条件得到了很大改善，为什么反而多病呢？岐伯回答说："上古之人，其知道者，法于阴阳，和于术数，食饮有节，起居有常，不妄作劳，故能形与神俱，而尽终其天年，度百岁乃去。"

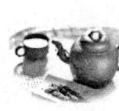

上古之人之所以长寿是因为他们懂得"养生之道"，他们长寿的秘诀是"法于阴阳，和于术数"。养生之道重在于"和"，与天地和谐，与社会融合，人自身五脏六腑的功能也要调和。和谐可以理解为平衡，阴阳平衡是宇宙万物的法则，是自然之理。人体的阴阳平衡了，身体机能才能正常地运转，才能提高免疫力，防御疾病。养生之道就是平衡之道，阴阳平衡能够治愈百病，是疾病康复的良药。

古人虽然穷苦，却善良淳朴，自得其乐，生活规律，清心寡欲；现代人虽然富裕，却心存私欲，贪婪过度，生活失序，纵欲无度。思想的畸形会导致行为的不健康，所以导致了疾病缠身，怪病层出不穷。《黄帝内经》告诫我们，要想身体健康，就必须回归自然、返璞归真。养生并不是多么高不可攀的事情，从衣、食、住、行等最简单的事情做起，就可以达到安定和谐的状态。

自然医学强调整体观念，重视人与自然的协调统一，天人合一，取法自然，法于阴阳，和于术数，创造了丰富多彩的天然医药和非药物疗法。世界卫生组织（WHO）提出要大力发展自然医学的号召，将每年10月22日定为"传统医学日"。21世纪世界自然医学促进与发展宣言指出："人类需要自然医学，自然医学是全人类的共同财富。"中医就是这样一门自然医学。

《黄帝内经》说："圣人不治已病治未病，不治已乱治未乱，此之谓也。夫病已成而后药之，乱已成而后治之，譬犹渴而穿井，斗而铸锥，不亦晚乎！"养生的最高宗旨是预防疾病，预防重于治疗。钱学森说："医学的发展方向是中医不是西医，西医也要发展到中医上来。中医的革命会引起医学的革命，医学的革命会引起科学的革命。"医学呼唤中医，患者需要中医，两千年来中医的辉煌成就对于全世界人类的健康将会做出更为卓著的贡献。中医养生，一定会带你步入长寿之域！

养生，就是调和阴阳，使你保持阴阳平衡；
让我们带着和谐的观念，一同去畅享人生！

# 一、孙思邈养生十三法

> 张仲景在《伤寒论》的序言中，对当时一些人只顾追求物质生活的享受、名利的得失，而不重视身体健康，发出了"皮之不存，毛将焉附"的慨叹！自古及今，贪图荣华富贵，追逐外在名利而忽视身体健康是人们的通病。当今社会各种怪病、疑难病层出不穷，但人们总把希望寄托于某种高科技的新药和医生身上，从不反省自己的过失。这真是舍本逐末的做法！

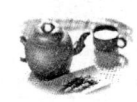

唐代出现了我国历史上一位伟大的医药学家，他就是出生于京兆华原（今天的陕西耀县）的"药王"孙思邈，他身体力行于养生之道，是公认的寿星。对于他的寿命有多种说法，最保守的认为他活了101岁，也有研究者认为他活了168岁，陕西孙思邈研究会最终确认他活了141岁。据史料记载，孙思邈出生于西魏时代（541），卒于唐代的永淳元

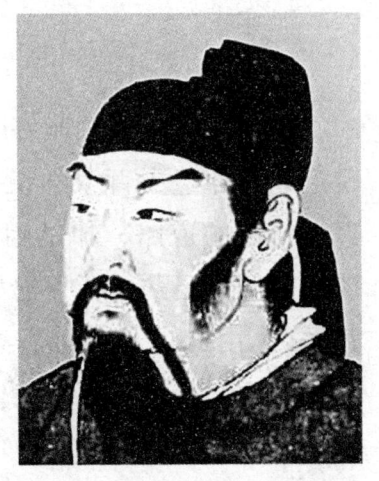

"药王"孙思邈

年（682），他经历了由西魏至隋唐的数次改朝换代，是一位名副其实的世纪老人。

孙思邈的大致经历为：北周大成元年（579），因王室多故，隐居在太白山（在今陕西眉县）学道，研究养生长寿之术；周静帝即位，杨坚辅政时，征他为国子博士，称疾不就；隋大业（605~618）中，游历蜀中峨眉，隋亡后隐居终南山，与高僧道宣相友善。一代英主唐太宗李世民曾亲自上山拜会，名噪一时，并且以其有道而授予爵位，但他固辞不受。后来唐太宗的爱妃病头痛，被他治好后要留做御医，仍固辞不就，太宗封他为"药王"。显庆三年（658），唐高宗又征召其至京，居于鄱阳公主废府，翌年，高宗拜谏议大夫，仍固辞不受；咸亨四年（673），高宗患疾，令其随御；上元元年（674），辞疾还山，高宗赐良马，假鄱阳公主邑司以属之。永淳元年（682）卒，遗令薄葬，不藏明器，祭去牲牢。

幼年的孙思邈聪颖好学，弱冠之时，就已经精通老庄，兼好佛道，博通经史百家学说。他虽然享寿141岁，但之所以走上学医、行医的道路，却是因为幼年的体弱多病。自谓"幼遭风冷，屡造医门，汤药之资，罄尽家产"，于是因病学医，"年十八立志究医"。由此可见，孙思邈的长寿是注重养生之道调养出来的，他的长寿心得实在值得我们学习。

## 1. 发常梳

头发应该经常梳理。古人多留长发,把梳头称作"栉"发。梳头不仅仅是为了美发,使头发长得好看,对于养生来讲还有着特殊的意义。

头面部分布着人体的诸多经络穴位,"头为诸阳之会",人体的阳气汇聚于巅顶部的百会穴;"肾其华在发",头发是肾脏的外候,肾脏的精血是否充盈,可以通过头发的润燥、颜色反映出来,一般肾虚血热的人容易生白发、掉发。经常梳头可以疏通气血、升发阳气,使营养物质能够供应到头皮和大脑;经常梳头可以刺激和疏通头皮的经络气血,促进血液循环,有效改善大脑内部的供血供氧,很好地预防脱发以及各种脑血管疾病。

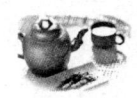

神经衰弱、精神不振的人应该常梳头,梳头的时候从额前梳理到枕后,依次经过神庭、四神聪、百会、脑户,直至风池、风府等穴位,特别是紧靠百会的四神聪穴有醒脑开窍的作用,经常刺激可

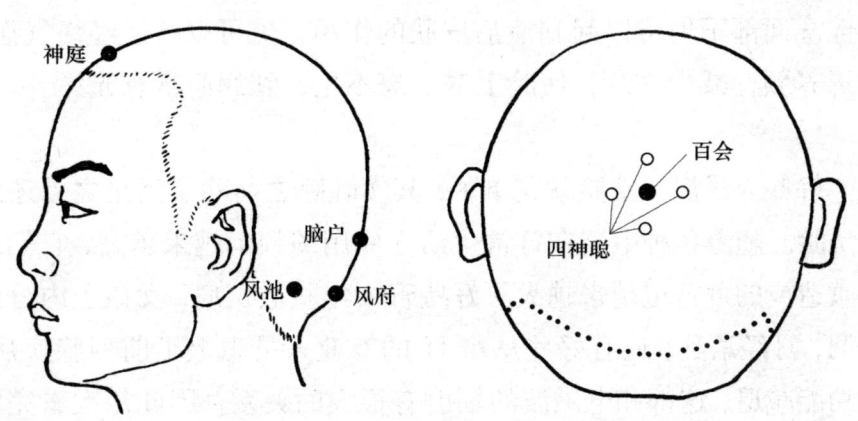

以使你保持大脑清醒、益智健脑。容易感冒的人应该常梳头，风池、风府可以祛风散寒，对于预防感冒、头痛都有着很好的效果。

好些人只是在早晨起床之后洗脸梳头，这对于养生来讲是远远不够的。梳头后还可以将两个掌心相对，搓数十次令掌心发热，然后由前额向上向后拍打、按摩头皮和经络穴位。梳头宜勤，轻重适度，一日可做数次，长期坚持很有裨益。

## 2. 面常洗

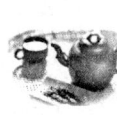

面部应该经常擦洗，古人称作"浴面"或者"拭摩神庭"。洗脸后先把两手搓热，然后沿鼻子的两侧以中指带动其他手指，由下向上摩擦，到额部后再分开，沿两侧的太阳穴轻轻向下摩擦，反复10余次。

中医认为"心其华在面"，人体的手三阳、足三阳等经络从头面部循行而过，五脏六腑在面部都有反射区，因此心脏的气血是否充盛，哪些器官出现了病变，都可以通过面部反映出来。经常擦洗面部不但可以起到清洁皮肤的作用，更可以疏通经络气血，排毒养颜，减少皱纹，使脸上皱、斑不生，红润而富有光泽。

好些人早晨一洗脸就完事了，其实晚睡之前除了浴足之外还应该洗脸。随着各种电器在日常生活中应用的频率越来越高，它们对健康造成的危害也越来越大。好些青少年脸上长痘，女孩子内分泌失调，月经紊乱，还有好些从事IT的专业人员患上了前列腺疾病，性功能减退，这都和电磁波的辐射有很大的关系。因此每次看完电视、用完电脑之后都要洗脸、摩擦面部，把辐射危害降到最低程度。

## 3. 目常运

眼睛应该经常转动，古人称之为"运睛"。先把眼睛闭住，然后再睁开，眼珠在眼眶里面打圈圈，从左转到右，从右转到左，从上转到下，从下转到上，顺时针、反时针交替各运转数十次；或者眼睛向上、下、左、右四个方向各看数十次，然后再合眼，交替进行。还可以运目后再把两掌心相对，搓手数十下，将发热的掌心敷于眼睛之上，效果更好。

中医认为"肝开窍于目"，人体的五脏肝、心、脾、肺、肾和五官目、舌、口、鼻、耳有着对应关系。"久视伤血"，长时间地读书写字、看电视，还有些人通宵达旦地上网、打游戏等，都会损耗肝血，对眼睛带来极大的伤害。因此使用眼睛要劳逸结合，不可过度，一旦肝血亏耗，形成近视、弱视、白内障、青光眼等各种眼疾就很难恢复了。经常运目可以很好地缓解眼睛疲劳，预防这些疾病的发生。

运目还可以和闭目养神很好地结合起来，"反观内视"，对于保养肝血和"精、气、神"有很大的好处。

## 4. 齿常叩

牙齿应该经常叩动，古人称之为"叩齿"。口微微合上，上下排牙齿互相叩击，力度适中，以发出声响为好，先叩大齿，再叩前齿，再扣后齿，循环交替进行，各叩数十次。

中医认为"肾主骨"，"齿为骨之余"，肾脏的精气是否充足决定骨质的发育，牙齿的发育就可以反映出肾脏的盛衰。先天肾精不充的儿童长齿较慢，成人则容易发生牙齿松动、蛀牙等疾病。经常叩齿可以激发肾气，使经络畅通、强肾固精，防止蛀牙和牙骨退化，使人"齿坚而不痛"。胃的经脉分布在牙龈上，胃经有病往往可以导致牙龈萎缩、齿缝出血，中医称之为"牙宣"。

饭后叩齿可以增进胃气，促进肠胃的蠕动，帮助消化和吸收食物，对于肠胃功能紊乱引起的食欲不振、便秘等疾病都有很好的效果。另外，坚持每天叩齿还可以促进面部的血液循环，使皱纹减少，延缓衰老。

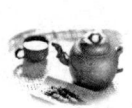

在叩齿的同时，口腔里会不断地产生唾液，如果结合舌尖抵住上颚，把这些"金津玉液"咽下去，会有更好的养生效果。

## 5. 漱玉津

"漱玉津"的方法是：口微微合上，舌头在口腔内转动，用舌尖舔内唇和上颚，由上面开始，先向左慢慢转动数十圈，然后重新由上面开始，反方向再做数十圈。在转动的同时口腔里面会产生唾液，这时候的唾液已经不是普通的口水，它是对保养人体阴津极为重要的"金津玉液"，把这些津液徐徐地吞咽下去，在吞咽的同时尽量用意念把它们导引到肚脐下面的丹田处。

中医养生对唾液极为重视,认为是人体的阴津之宝。好些人肝胃火盛,阴亏火旺,会经常上火牙痛、口干舌燥,甚至出现口腔溃疡,或者消化不良,没有食欲,出现心烧、便秘等病症;好些患心脑血管病、糖尿病的人出现口干舌燥,特别是半夜口干,则必须起来喝水,严重影响睡眠休息,用漱玉津的方法都可以起到很好的防治作用。现代科学分析,唾液里面含有大量的酵素、淀粉酶和消化酶等,能够很好地调节内分泌,因此经常做这样的动作就可以起到很好的健身养生效果。漱玉津还可以和叩齿等方法结合起来进行。

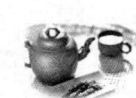

> 中医养生有种功法叫"叩齿咽津翕周法",具体做法如下。每日早晨起床后先叩齿100次,然后舌舔上腭及舌下、齿龈,含津液满口,频频咽下,用意念送至丹田。翕周即收缩肛门,吸气时将肛门收紧,呼气时放松,一收一松为一次,连续做50次。这种功法有滋阴降火,固齿益精,促进肠胃蠕动,帮助消化等作用,可以防治多种疾病。

## 6. 耳常弹

应该经常弹耳朵。方法是:先用双手掩耳,将耳朵反折,双手食指扣住中指,以食指用力弹击后脑,扑扑有声;然后两手心掩耳,用力向内压,放手,随之能听到"噗"的一声,重复做数十次。可以每天睡前做，最好是早晚各做数十次。

这种弹耳的养生之法古人也称作"鸣天鼓"，叩齿被称作"叩天钟"。"叩天钟"和"鸣天鼓"都是流传已久而且行之有效的养生之法，是公认的养生长寿之道。民谚说"朝暮叩齿三百六，七老八十牙不落"，"晨起叩天钟，牙齿强健身体好"。每天早晨上下牙齿反复相互咬叩，不仅能强健牙齿，对身体其他器官也有很好的锻炼。"睡前鸣天鼓，耳好肾好睡眠好"，"肾开窍于耳"，肾脏和肝胆等其他脏腑都通过经络和耳朵相连，弹耳可以预防和治疗头目眩晕、耳鸣耳聋等内耳疾病，还能够养神安神，有助于改善睡眠状况，尤其对肾虚失眠的老年人更为有效，每天临睡前后做还可以增强记忆力和听觉。根据耳穴理论，耳朵的形状像一个倒立的胎儿，上面分布着全身的穴位，弹耳可以激发这些穴位的功能，治疗数百种疾病。故弹耳对于养生的作用不可谓不大。

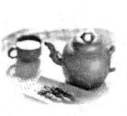

牙齿和耳朵与人的衰老密切相关，都需要细心的呵护。你只需利用早晨或睡前的一点时间，不管你是在上班途中，还是躺在床上都可以去"叩天钟"和"鸣天鼓"，每天坚持下来就可以强身健体、预防疾病、延年益寿。

## 7. 头常摇

头应该经常摇。方法是：双手叉腰，闭目，垂下头，缓缓向右扭动，往回复位，再缓缓向左扭动；然后把头后仰，重复向左右扭动的动作，反复去做。养生之道贵在劳逸结合，运动适度，因此扭动的时候要尽量柔和而缓慢，不要剧烈扭动而引起头晕。

看电视、用电脑，以及伏案工作等经常坐着不动，或者像司机一样长时间地保持一个姿势，就会使颈项两侧的肌肉、韧带长期处于紧张状态，使经络气血的循环发生障碍，这样就很容易导致颈椎病，甚至影响到大脑的供血。头常摇是改善颈椎病，防治大脑供血不足的有效手段。摇头之后还可以结合按摩一下颈部两侧的风池等穴位，尤其是拍打颈后的高骨大椎穴就会有更好的效果。大椎是手足三阳经与督脉的交会穴，轻轻拍打可以起到祛风散寒、疏通经络、振奋阳气等效果。

## 8. 腰常摆

腰应该经常摆。方法是：双手叉腰，两腿自然分开，并肩站立，先俯身向前徐徐转动，然后以逆时针向左、后、右转动，转到前面后再以顺时针重复同样的动作；还可以站稳脚跟，做前后、左右有节奏的摆腰运动。转腰摆动的时候要尽量柔和而缓慢，动作幅度不要太剧烈以免引起腰肌和椎体的损伤。

"伸懒腰"也是活动腰部、养生锻炼的好方法。经过一夜的睡眠，体内积累了不少废物，加上睡姿较为固定，对内脏和四肢都会产生一定的负荷。因此醒来之后先别急着起床，应该先在床上做完养生的功课。伸懒腰其实就是伸展脊柱，使躺卧了一夜的脊柱从僵硬的状态"苏醒"过来，起到疏通经络、振奋阳气的作用。

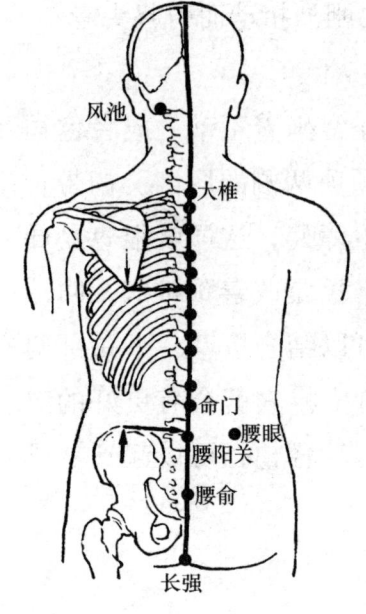

"流水不腐，户枢不蠹"，运动在养生中有很重要的地位。"肢节宜常摇，摇头摆尾百病消"，适当舒展脊柱以及四肢的关节，这些简单有效的小动作就可以使人体气机调达，百脉气血通畅。在伸懒腰的同时也活动一下四肢，揉一揉脊柱两侧的穴位比如命门等穴，可以迅速恢复体力。这些方法尤其适合中老年人、上班族的中青年，而且不受时间地点限制，时间可长可短，长期坚持下去可以强腰壮肾，对于防治腰肌劳损、腰椎病都有很好的效果。

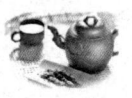

## 9. 腹常揉

　　腹部应该经常按揉，古人称之为"摩脐腹"。先把双手搓热，手暖后两手相叠，掌心以脐为中心，然后围绕肚脐按揉。揉的范围由小到大，可以从肚脐向上移动到胃脘，然后再向下移动到小腹，可以顺时针揉，也可以逆时针揉，正反方向交替各按揉数十次。

　　中医认为"背为阳"而"腹为阴"，人体的脾胃等消化器官位于肚脐以上的腹部，大小肠、膀胱、子宫等器官位于肚脐以下的小腹，尤其是小腹居于下焦的阴寒之地，为"阴中至阴"。如果饮食生冷或者腹部受凉，就会引起胃痛、胃胀、便秘、腹泻等肠胃功能的紊乱；如果寒凝经脉、损伤阳气还可以引起男性的前列腺疾病，出现小便不利或者清频、尿不尽，引起女性的宫寒，出现月经不调、痛经和闭经等症状。

任脉循行于人体前面的正中线，贯穿胸腹部的心肺、脾胃、膀胱、子宫等器官，按揉腹部的时候先以手掌整体去按，然后以手指重点按揉中脘、天枢、大横、气海、关元、子宫等穴位，就可以起到促进肠胃蠕动、帮助消化、温经散寒、缓急止痛等作用，从而有效地防治上述疾病。如果按揉之后再加上艾盐包等热熨，效果更好。

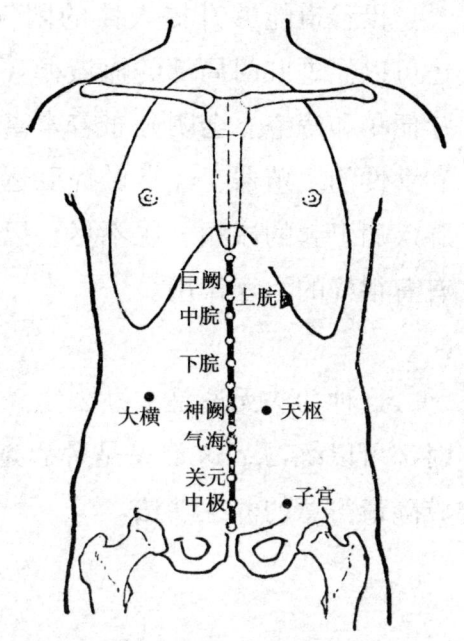

肚脐下面的气海、关元穴为人体的前丹田，它正对着腰部的后丹田命门穴，在按揉气海、关元之后结合按揉命门就可以补益元气，起到强身健体、延年益寿的作用。

## 10. 摄谷道

谷道指肛门，摄谷道就是指要经常做提肛运动。方法是：先深吸一口气，在吸气的同时用力把肛门连同会阴部位的肌肉一块儿往上提摄，稍停后随着呼气放松，把肛门往下放，然后再重复数十次。

摄谷道能够升提人体的阳气，随着吸气、呼气的一升一降，还可以促进肛门局部的血液循环，促进直肠的蠕动，因此可以治疗便秘和痔疮。会阴分布着丰富的血管和神经，会阴附近有男性和女性的生殖器，经常做提肛运动还可以防治子宫脱垂，对前列腺疾病引起的尿频、尿不尽，以及男性的性功能障碍、早泄等都有着很好的治疗作用。

这种功法无论是在办公室，还是在公交车上、躺在床上，随时都可以练习，这不仅是孙思邈的养生心法，也是"十全老人"乾隆最得意的养生功法。

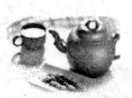

## 11. 常散步

中医养生提倡经常散步。散步是一种有氧运动，是锻炼身体的最佳运动方式。挺起胸膛，轻松散步，排除私心杂念的干扰，一边散步一边尽情去欣赏沿途的美景，对于身心的健康大有裨益。

"饭后走一走，能活九十九"，饭后宜散步。有些人一吃完饭就犯困，倒头便睡，这是由于脾虚的缘故。脾脏的功能本就虚弱，吃饭后脾胃运化的负担加重，导致气机不能上升至大脑，使大脑的供血、供氧减少，因此乏困无力，昏昏欲睡。而"脾主四肢"，如果能够克服这种乏困嗜睡，饭后走一走，随着肢体的运动，脾气就会得到升发，久而久之就会形成习惯，身体也会逐渐好转。而如果听之任之，一吃完饭就躺在床上，就会使脾虚继续加重，导致肠胃的蠕动功能减弱，出现便秘或者腹泻，消化不良，肌肉松弛等症状。

有心脏病的人，晚饭后更宜散步。有些人喜欢运动，但白天不运动偏偏喜欢晚上运动，尤其喜欢打球、跑步等剧烈的运动，岂不知道这对健康其实是有害的。白天属阳而晚上属阴，人体的气机运行应该符合自然的节律，应该随着太阳的东升西降"日出而作，日落而息"，这才是养生之道。如果在晚上做剧烈的运动，就会扰乱气机的运行，该镇静的时候气机反而旺盛、使人兴奋，从而影响睡眠休息。另外，晚上7~9点的时候是心包的经气循行旺盛的时候，这个时候散步就可以改善心脏供血，可以很好地防治冠心病心绞痛、心肌梗塞的发作。

## 12. 膝常扭

膝关节应该经常扭动。方法是：双脚并立，膝部紧贴，人微微下蹲，然后双手按膝，向左右扭动，各做数十下。

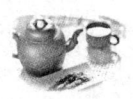

虽然说"生命在于运动"，但运动也要适度，也要讲究方式方法。尤其是那些患有膝关节骨质增生的患者，既不能坐着不动，也不能运动过度。不动则气血凝滞、经络不通，"不通则痛"；运动过度则增生周围的组织更容易因为过度的摩擦而发生充血、水肿，从而刺激、压迫周围的血管和神经而引起疼痛。而膝

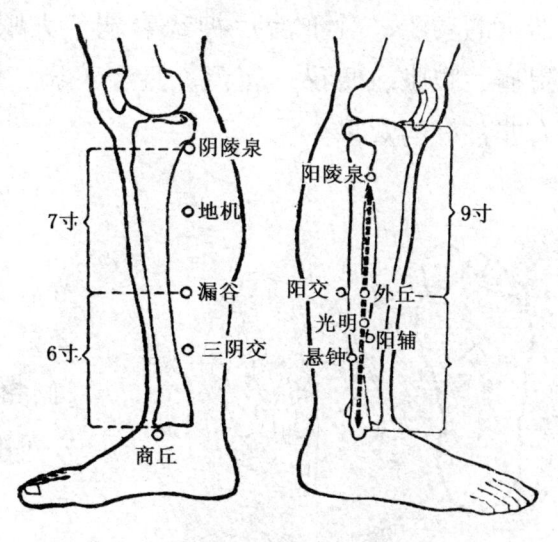

常扭是预防膝关节病变的较佳方法。在按膝扭动之后,还可以用同侧的拇指、中指按压膝关节下面的阴陵泉和阳陵泉等穴位,可以祛风除湿、舒筋活络,有效地防治膝关节病变。

俗话说:"人老腿先老,肾亏膝先软",要延年益寿,就应该从活动双腿做起。

### 13. 脚常搓

足心应该经常搓。方法是:取坐位,以晚上睡觉前洗脚后为好,双手搓热,以手心对脚心,右手搓左脚,左手搓右脚,先由脚跟向上搓至脚趾,然后再向下搓脚跟;还可以手掌紧贴脚面,从趾跟处沿踝关节至三阴交一线,往返摩擦数十次,然后用两手的大拇指轮流去搓脚心数十次,直至搓热为止。

脚底集中了全身器官的反射区,经常搓脚可以改善各个脏腑器官的功能,对于治疗神经衰弱、失眠多梦、头痛、消化不良、胃痛、腹胀、便秘、腹泻、月经不调、腰腿疼痛、血压增高等都有非常好的效果。

手心有劳宫,足心有涌泉,劳宫为手厥阴心包经的穴位,涌泉为足少阴肾经的穴位。搓脚心时先把手心搓热,以劳宫穴对准涌泉穴,意念守于涌泉穴处,手势略有节奏感,就可

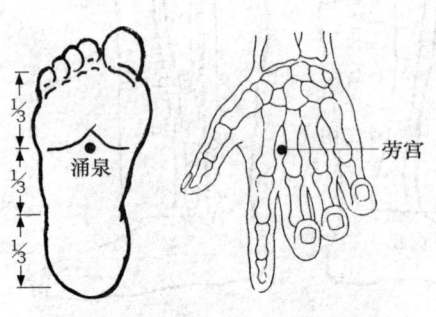

以交通心肾、引火归源，对于心肾不交引起的失眠、遗精等病症都有很好的治疗作用。

## "四无"与"六勿"养生法

晋代名医葛洪享寿 88 岁，世称"抱朴子"。他一生炼丹制药，健步云游，提出"四无"、"六勿"养生法。

"四无"指"无久坐、无久行、无久视、无久听"。"久坐则血脉滞于四体，故伤肉"，即久坐会导致脂肪囤积于腰腹和臀部，既影响形体美，也损害健康。久行会伤害筋骨，久视会耗伤肝血，久听会损害听力，使人意乱神迷。

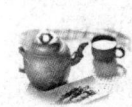

"六勿"指"不饥勿强食，不渴勿强饮"，"冬朝勿空心，夏夜勿饱食"，"体欲常劳，食欲常少，劳勿过极，少勿至饥"。这是说，不饿或已吃饱就不要强食，否则损伤脾胃；不渴或已饮过不要强饮，否则使胃胀而伤胃，不可贪食、贪杯。冬季的早晨不能不吃早餐；夏季睡得较迟，但睡前不可以吃得过多。适度劳作有益身体健康，但过劳却会伤及脏腑；吃饭不应太多，但节食不可无度。

"四无"和"六勿"养生法强调了养生的"适中"原则，"有度"才能健康长寿。

中医学家之所以长寿其实并不是什么偶然的现象，是因为他们善于养生，比一般人更懂得养生之道。历代中医的寿星不乏其人，他们都是懂得养生的有道之士。据考证的不完全记录有：

杨上善，96岁，隋代，注释《内经》；
王冰，96岁，唐代，注释《内经》；
孙思邈，141岁，唐代，中华药王，著《千金要方》；
孟诜，93岁，唐代，孙思邈弟子，食疗专家，著《补养方》；
许胤宗，91岁，唐代，针灸大师；
韦讯，98岁，唐代；
甄权，99岁，唐代，针灸大师，著《针经钞》；
钱乙，82岁，宋代，儿科名医，著《小儿药证直诀》；
成无己，91岁，金代，注解《伤寒论》第一人；
刘完素，91岁，金元四大医学家之一；
龚廷贤，98岁，明代医学家，著《万病回春》；
孙一奎，98岁，明代温补派医学家，著《赤水玄珠全集》；
杨济时，99岁，明代针灸学家，著《针灸大成》；
吴有性，101岁，清代温病学家，著《瘟疫论》；
薛雪，90岁，清代温病学家，著《温热条辨》。

学习孙思邈养生十三法可以使我们："30岁养成习惯，40岁指标正常，50岁前不生病，60岁告老还乡，70岁健健康康，80岁到处逛逛，90岁来来往往，活过百岁好风光。"

# 二、黄帝内视功

> 什么是真正的健康呢？健康包括生理健康和心理健康，真正的健康其实不在于外在形体的健壮和肌肉的健美，而在于五脏六腑的气血调畅，功能和谐。中医养生不仅重视外在环境对人身体的影响，更强调通过加强自身的内在修养来防治疾病，延年益寿。

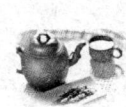

## 1."一生淡泊养心机"

《养生总要》说："少私寡欲者，可以养心；绝念忘机者，可以养神；饮食有节者，可以养形；劳逸有度者，可以养乱；入清出浊者，可以养气；绝淫戒色者，可以养精。"古代养生家指出，养生主要在于"养心"，保养"精、气、神"。

"下士养身，中士养气，上士养心。"养心是养生的最高境界，养生最重要的莫过于养心。

"心者，君主之官。"古人把心脏比喻为人体的君主，"心为五脏六腑之大主"，全身的各个组织器官都在心的统领之下各司其职，有序而协调地完成各项生理功能。"主不明，则十二官危。"如果心脏发生病变，就好像群龙无首，五脏六腑就会处于

"无政府"的状态，生理机能就会发生紊乱，甚至可以导致生命的终结。

"心主神明"，心不仅是生命的主宰，还掌管人的精神意识和思维活动。人有"神、魂、意、魄、志"等五种情志的变化，分属于心、肝、脾、肺、肾等五脏，心神为五脏神的统领。"心主血脉"，心脑之间通过血液循环而发生着密切的联系，大脑有赖于心脏的正常供血，才能顺利完成各项生理功能，如果心脏的供血发生障碍，大脑也会受到严重影响。

"少私寡欲者，可以养心"，养生贵在静心。诸葛亮说："静以修身，俭以养德，非淡泊无以明志，非宁静无以致远。"养心需要排除私心杂念。陶渊明诗云："结庐在人境，而无车马喧；问君何能尔，心远地自偏。"

大道无为，视名利如云烟，视金钱如粪土，淡泊功名利禄，无所求就是高级快乐。"宠辱不惊，闲看庭前花开花落；去留无意，漫随天外云卷云舒。"

既然你已经无可奈何地生活在了这个喧嚣的尘世，只有保持自己内心的平静，才可以远离是非之争。所谓的"动"和"静"，其实都是你心中的一种感觉而已，只要自己心中无鬼，这个世界上便没有鬼。

"一生淡泊养心机"，这是一个很高的境界，仁心仁德、养心立德是健康的内在要素。我外婆今年90多岁了，早年生活艰辛，但老人一直保持着与世无争、乐观豁达的生活态度，对事淡泊、坦然，对人友善、宽容，遇到再大的事都吃得香，睡得实，放得下，啥事也不往心里搁。凡是长寿的老人都有一个秘诀，那就是心胸开阔、心地善良、心境平和，没有一个健康老人是心胸狭窄的。简单做人，不附权势，不贪钱财，心静如水，惬意人生。

"病从心中来"，人们已经越来越深刻地认识到了亚健康的严重危害，绝大多数亚健康都和人的不良心态有关。随着生活和工作压力的增大，各种纷繁事务的困扰，以及信仰的缺失等多种原因，人们的心理疾病越来越多。"怒、喜、思、忧、悲、恐、惊"是七种正常的情志变化，属于生理性的反应，可是如果七情过激超出了身体的承受能力，你不能够很好地调适它们，就会导致疾病的发生。

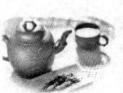

通过"养心"可以调摄人的心理，排除各种对健康不利的情绪干扰。既不要有大忧愁、大悲哀，也不要太过于高兴，以免乐极生悲。孔子说："乐而不淫，哀而不伤。"诸葛亮虽然提出了"静以修身"，但是却做不到，最终忧思过度、心力交瘁而病逝于五丈原，遗恨千古。苏东坡的养生心法是"达观"，如果我们能够时时保持平和的心态，在豁达、乐观的心境下，人体的五脏六腑就能够阴阳平衡，和谐运行，人体的自愈力就会增强，疾病也就无法乘虚而入，你就会百病不生。这真是：

"一生淡泊养心机，万世宁静为真语；溪水淡淡破万仞，黄土微微埋千古；周瑜气大断咽喉，诸葛心疲命自休；关羽性傲丧玉泉，张飞阆中升了天。人生七情中，寸步为六欲，难跳三界外，不在五行中！"

> 心理平衡的 10 条要诀："对自己不苛求；对亲人期望不要过高；不要处处与人争斗；暂离困境；适当让步；对人表示善意；找人倾诉烦恼；帮助别人做事；积极娱乐；知足常乐。"

有些人信奉佛教，有些人信奉基督，有些人信奉儒教，有些人信奉道教，其实不管你供奉何种神灵，你心中最大的神灵就是自己内心的一颗善心。

我的诊室挂着一幅基督教的挂历，有些患者来了后好奇地问："赵医生是基督徒吗？"我笑着给他们解释说："哦，那是一位患者赠送给我的"，"我虽然不是基督徒，但我心中有'上帝'"。其实，"上帝"这个词并非单指耶稣，它在中国古人的著作中早有提及。我说自己"心中有上帝"，不仅仅在于"医生是上帝的使者"，更主要是指人要有精神上的寄托，要有所敬畏，敬畏上帝就是敬畏自然和生命。

"哀莫大于心死"，一种良好的心境，比百剂良药更能解除身心的疲惫和痛楚。人要有所信仰，没有信仰就失去了生活的方向，现代人的好些疾病就是由于信仰的普遍缺失、精神上的盲目和悲观而造成的。俗话说，人无远虑必有近忧。因此我们只有从眼前最迫切的事情，踏踏实实地一点一滴做起。

致力于古老中医的伟大复兴——这就是我的精神支柱，也可以算得上是我的信仰吧！我要教给你中医养生——"黄帝内视功"，来剔除你心灵的魔鬼。

## 2. 黄帝内视功，剔除你心灵的魔鬼

养心贵在静心，心静才能气顺；养心重在养神，精化为气，气化为神，神是精气之和，是生命的灵魂。养心和养精、气、神都需要净化你的灵魂。如果拥有了一颗美丽的灵魂，你就拥有了生命的"长生不老之药"。

《黄帝内经》说："恬淡虚无，真气从之，精神内守，病安从来。"养生要求摈弃身外的喧嚣和浮华，精神归于"内守"。要"内守"，需"内视"，这就是中国古人的内视养生法。《黄帝内经》有"存想辟疫法"，《道德经》有"老君内视法"，孙思邈的《千金方》记载有"黄帝内视法"。

黄帝内视功（法）是以内视观想为主要手段的修炼方法，是一种以存想为主的静功。所谓内视，即目不外视，将双眼微闭，目光内敛，以意内观五脏，而且在内观的时候要求"若真有所见"，好像真正看到了五脏的形态和颜色，形象鲜明，栩栩如生。"存想思念，令见五藏（脏）如悬磬，五色了了分明，勿辍也。"存想思念是道教的修持术语，要求在练功修行时运用形象思维和良性意念，专一地想各种美好、祥

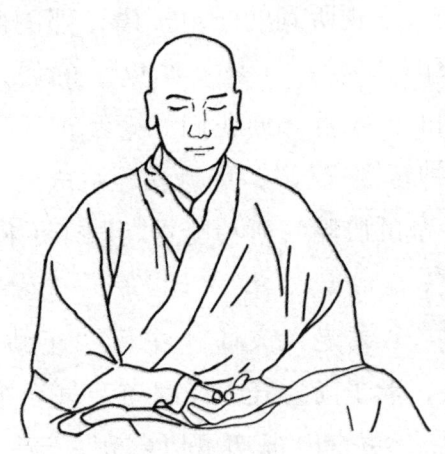

内视打坐图

和的景象、人物或者人体的内脏器官,这是修身齐物的关键和基础功法。

> 练功的具体方法是:手脚四肢任意放置,全身放松,双目微闭,一心去"存想思念"体内的五脏,好像五脏就像一个个悬挂着的古式钟磬一样,光芒四射,五色分明。其中肝为青色,心为红色,脾为黄色,肺为白色,肾为黑色。先把一脏观想清楚以后,再接着去想下一脏。观想的顺序就是五行五脏的相生的次序,即肝木→心火→脾土→肺金→肾水的次序,把五脏想遍为一个循环,时间可长可短,可以连续想数个循环,然后再五脏一同观想。这种功法不受体位的限制,熟悉之后不论坐、卧随时都可以去练。

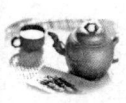

黄帝内视功可以剔除你心灵的魔鬼。人之所以生病的一个重要原因,就在于受到外界各种不良信息的干扰。吸入了受污染的空气,视听到的淫声秽语,郁闷而压抑的情绪,这些都是危害健康的"魔鬼",是"魔鬼"的侵入打破了我们正常的生理规律和内心的宁静,使我们"意乱神迷"。而黄帝内视功可以引导入静,"神行则气行",用意念导引内气,使你在祥和、静谧的状态下使紊乱的脏腑气血功能重新归于平衡,各项生理功能重新有序运行。

长寿老人文怀沙注解"正清和"的30字箴言:"孔子尚正气,老子尚清气,释迦尚和气。东方大道其在贯通并弘扬斯三气也。"黄帝内视功可以养正、清、和三气,它可以治疗由于思想压力过大、不良情绪等原因所导致的神经衰弱、偏头痛、失眠多梦、消化不良、记忆力下降、内分泌紊乱等各种病症；它可以调动和激发人体的潜能，增强免疫力，辅助治疗由于身体抵抗力下降所导致的各种慢性疾病。

黄帝内视功属于静功养生，它以意静为主，把意静贯穿于练功的始终，在做功的同时还可以结合调神、调息和调身。

调神，就是要意守丹田，可使心火下降而肾水升腾，维持阴阳的动态平衡，达到清心养神的目的。

调息，就是吐故纳新，以养肺气。肺能辅佐心来调理脏腑的功能，肺的肃降还可以制约肝气的升发太过。调息时的深呼吸运动不仅能够促进吐故纳新，使人轻松舒畅，而且还促进了二氧化碳的排出，保证了体内氧气的充分供应，有助于高质量的睡眠。

调身，随着调息时的腹式呼吸，使腹部肌肉得以运动，有助于肝的疏泄和脾胃的升降运动。这就使五脏都得到了良好的锻炼和休整，保养了人体的精、气、神。

有志于养生的读者在练习黄帝内视功的基础上，还可以学习更高一级的功法——"小周天"。小周天的本义是指地球自转一周，

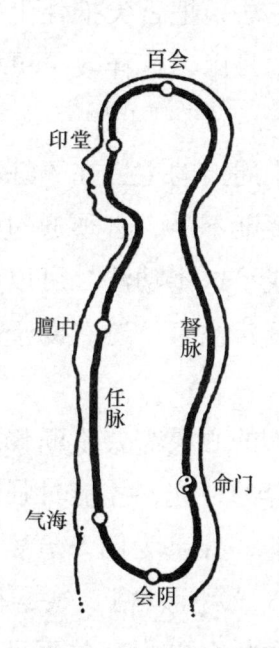

**小周天图**

内丹术气功以此借用来比喻内气在体内沿任、督二脉的循环一周。

> 练习小周天的方法是：用意念假想肚脐下的丹田处有一股热气，由丹田下行，循小腹的正中线任脉，经会阴，过肛门，沿着后背的正中线督脉上行，到达头顶的百会穴，再下颜面，从人中穴入里，舌尖抵住上颚（搭鹊桥），与任脉交接，入后循喉，由胸腹的正中线任脉下于丹田。就这样从小腹往后上再经前下，周而复始，循环不已。因为它的循行范围相对于大周天来讲较小，所以称作小周天。

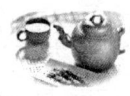

在练习黄帝内视功和小周天的时候，你可以结合孙思邈的养生十三法，把舌尖抵住上颚，舔唇咽液，用意念把唾液送入小腹下面的丹田，这样效果更好。

小周天的主旨在于练精化气。人到中年后，随着物欲的耗损，精气逐渐不足，必须通过各种保养使后天的精气再次充实起来。修炼成了这步功法，可以在更高程度上保养精、气、神，防病健身，延年益寿，还有助于激发人体的潜能。

人的心灵需要不断修炼，才能快乐安详；人的肉身也需要各种营养的补充，才能身强体壮，延年益寿。《黄帝内经》说："五谷为养，五果为助，五畜为益，五菜为充，气味合而服之，以补益精气。"所以精、气、神的保养可以在内视修炼的基础上，再结合食疗会更为有益而且相辅相成，这是本书在《五脏的药食养生》中将要介绍的内容。

## 3. "适者生存"、"仁者长寿"，养生务必养德

俗话说："七十三、八十四，阎王不请自己去。"孔子一生穷困潦倒、颠沛流离，食不果腹，衣不蔽体，尚且活了七十三岁；而孟子更是享受八十四岁的高龄。在缺医少药、生存条件极其简朴的时代，他们是靠什么获得健康长寿的呢？

"适者生存"，"仁者长寿"。孔子说："吾十有五而志于学，三十而立，四十而不惑，五十而知天命，六十而耳顺，七十而从心所欲，不逾矩。"所谓"耳顺"和"不逾矩"，就是说只有适应并且服从于自然规律，才能做到人与社会的和谐和人自身的和谐。《论语》说："智者乐，仁者寿"，《中庸》说："大德必得其寿。"正是由于他们有着一颗对天下黎民的仁爱之心，保持着高尚的节操，所以才做到了健康长寿。无论是儒家的"修身、齐家、治国、平天下"，还是道家的"清静无为"，都是通过道德的自我完善来追求健康长寿。道德高尚的人能够长寿，古往今来多是如此。

中医养生学家数不胜数，无论是葛洪、陶弘景，还是孙思邈、孟诜等，无一不重视通过陶冶情操来养生。孙思邈在《千金要方》中说："德行不克，纵服玉液金丹亦未能延寿"，如果你的德行不能达到一个很好的境界，即使去服用什么玉液金丹，也不会延长寿命；"道德日全，不祈善而有福，不求寿而自延"，如果你的道德不断地完善，即便不去求善也会有福，不去求寿也会延长寿命。《卫生要旨》中说："常观天下之人，凡气之温和者寿，质之慈良者寿，量之宽宏者寿，言之缄默者寿。盖四者，仁之端也，故曰仁者寿。"这正是对长寿之人的最佳解读。

我们生活在一个"物竞天择、适者生存"的时代，在这个就业压力增大、倍感生存危机的时代，人人都有一本难念的经，都避免不了与外界的磕磕撞撞。但越是生活在这样的环境中，就越需要和谐的人生观和养生观。我们不能只艰难地奔波在"小家"这个羊肠小路上，这样路会越走越窄，竞争是不可避免的，和谐才能共同发展，有爱心才能共同走向社会这个"大家"的康庄大道。

养生务必养心，养生需要有颗仁慈的爱心。生活中能使人动心的东西太多了，但凡能让你动心的无不与自己的名利得失密切相关，许多人心难静、气难顺、神难凝，均与此有着千丝万缕的联系。《大同》篇说："老吾老以及人之老，幼吾幼以及人之幼。"有仁爱之心的人应该做到："勿以恶小而为之，勿以善小而不为。"

养心务必养德，德高才能心静，德高才能神凝。养德最要紧的是去除那些束缚自己的名利缰索，使自己不为名利得失所羁绊。特别是面对物欲横流的"花花世界"，更应当把养德视为养心之本。

## 4. 美文祛疾，我的读书养生法

培根说："读史使人明智，读诗使人聪慧，数学使人精密，哲理使人深刻，伦理之学使人庄重，逻辑与修辞使人善辩。"读书是做头脑体操，它能够激活脑细胞，脑细胞活动犹如神奇的跑步，越跑大脑越灵。读书能使人清心寡欲，祛除妄念，和尚在诵经声中祛除贪、痴，尽享天年。善于读书的人还可以通过读书来怡情养性、益寿延年。

张仲景有感于世人不关心自己的身体健康、不留神医药之书，却孜孜汲汲于虚荣的名利等身外之物，由此发出"皮之不存，毛将焉附"的慨叹。看到多少事业有成的俊杰英年早逝，无不令人扼腕叹息。

舍本逐末的做法留给了我们太多太多的教训！难道我们也要步他们之后尘，等到一病而卧床不起的那一天才懂得养生的重要性吗？古人云："君欲多长寿，多读养身书。"读书可以答疑解惑，让你能够更加清楚地认识人体，认识你自己。

不论你从事何种行业，一定要读一读养生的书，因为"身体是革命的本钱"。

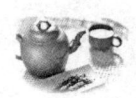

中医认为人体的五脏肝、心、脾、肺、肾和五声呼、笑、歌、哭、呻之间是有对应关系的。如果经常发出呼喊的声音，就可以适当地排泄郁闷的情绪，达到疏肝气的作用；如果能笑口常开，适当的笑可以缓解心脏的压力，对于防治冠心病有积极的意义；唱歌可以升举脾气，使脾气不至于下陷，脾虚的人除了运动之外，唱歌是一个不错的选择；哭可以宣泄内心的苦闷，有泪不能悄悄往肚子里流，但过度的悲伤也会损耗肺气；肾虚的人往往会表现为呻吟不止，呻吟的声音是从肾脏里面发出来的，它提醒你应该保养自己的元气了⋯⋯

"书者，舒也"，文学作品是一种引发欣赏者情感共鸣的触发剂，读书既可以消遣，也可以排忧解闷。"言以散郁陶"，读书的时候一定要发出声来，随着朗朗的读书声，你的心情随着文章而动容，时而低沉，时而高亢，内心的焦躁等各种不良情绪会不知不觉地消散于无形，这样就起到使身心松弛的作用。

优美的文章可以洗涤你心头的灰尘污垢，使你的生活重新变得阳光明媚，生机盎然。千古名篇《岳阳楼记》虽是范仲淹谪贬之时所做，但读它时你完全为作者"先天下之忧而忧，后天下之乐而乐"的高尚情操所感染，内心一下子变得洁净无比，精神世界得到了升华，"心旷神怡，宠辱皆忘"了！

闲来无事，吟读诗书，乐此不疲，畅享书中的春风暖阳，桃红柳绿，秋风皓月，孤舟独钓，寒江映雪，长河落日，月落乌啼，蝉鸣千古，风流人物，清泉溪流，巴山夜雨……动静结合的蓝天白云，刚柔相济的青山绿水，心旷神怡的和风细雨，神清气爽的鸟语花香……去书海遨游，使人心态平和，修养心性。

美文可以当药使，可以祛除疾病，有时甚至会有意想不到的神奇效果。美文可以祛疾，但如同中药治病一样，也需要"辨证论治"。培根说："人之才智但有滞碍，无不可读适当之书使之顺畅，一如身体百病，皆可借相宜之运动除之。……如不能辨异，可令读经院哲学，盖是辈皆吹毛求疵之人；如不善求同，不善以一物阐证另一物，可令读律师之案卷。如此头脑中凡有缺陷，皆有特效可医。"

《三国演义》中，曹操因为头风病发作而一病不起，袁绍的谋士陈琳的一篇《为袁绍檄豫州文》："檄文传至许都，时曹操方患头风，卧病在床。左右将此檄传进，操见之，毛骨悚然，出了一身冷汗，不觉头风顿愈，从床上一跃而起。顾谓曹洪曰：'此檄何人所作？'洪曰：'闻是陈琳之笔。'操笑曰：'有文事者，必须以武略济之。陈琳文事虽佳，其如袁绍武略之不足何！'遂聚众谋士商议迎敌。"曹操看完檄文后赞不绝口，还令陈琳在大庭广众之前亲自读给他听，竟然使他的病痛豁然而解。

清代学者汪莹在《示儿》中说："读书能养气，乃为善读书。"人的体质有阴阳之分，"善读书"就是要根据自己的体质和心理状况的不同，选择适合自己的书，以此来培养、平衡体内的阴阳之气。

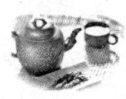

阳性体质的人大多内热偏盛，容易急躁、冲动，情绪不能安静，因此应该多读一些淡泊、宁静的文章以制约这种阳气过剩的状态，使你的内心归于平静。吟诵唐代著名诗人刘禹锡的《陋室铭》是一个不错的选择："山不在高，有仙则名。水不在深，有龙则灵。斯是陋室，惟吾德馨。苔痕上阶绿，草色入帘青。谈笑有鸿儒，往来无白丁。可以调素琴，阅金经。无丝竹之乱耳，无案牍之劳形。南阳诸葛庐，西蜀子云亭。孔子云：何陋之有？"另外，像诸葛亮的《出师表》，还有一些山水游记类的散文比如《桃花源记》等都可以起到同样的效果。

阴性体质的人大多惰怠、消极，缺乏激情，容易坐失良机，因此应该多读一些可以使人精神振作的作品。多诵读豪放派大诗人李白等的诗篇有助于唤起你对生活的热情，比如《将进酒》："君不见黄河之水天上来，奔流到海不复回。君不见高堂明镜悲白发，朝如青丝暮成雪。人生得意须尽欢，莫使金樽空对月。天生我材必有用，千金散尽还复来……"这首诗想象丰富，气势雄浑瑰丽，风格豪迈潇洒，是浪漫主义诗歌的典范之作。还有苏东坡的《赤壁赋》、岳飞的《满江红》、毛泽东的《长征》《沁园春·雪》等，读来都令人精神振作、耳目一新。

读书可养五脏六腑之气，古人总结为："少思虑以养心气，寡色欲以养肾气，勿妄动以养骨气，戒嗔怒以养肝气，薄滋味以养胃气，省言语以养神气，多读书以养胆气，顺时居以养元气。"清代文人李渔总结了自己一生的经验说："文字之最豪宕，最风雅，作之最健人脾胃者，莫过填词一种……"他通过写作来保健自己的脾胃，可谓别具心裁的经验之谈。

值得一提的是，如果是阴性体质的人，是不适宜再去读阴柔一类的作品的。我曾经治疗过一例性欲冷淡的少妇，仔细分析她患病的原因，竟然和她经常读佛经有关。后来我让她暂时先不要去读这些书籍，积极配合服用中药治疗，病情才逐渐好转。

我自小喜欢诵读古今诗文名篇，对于读书给身心所带来的益处深有体会。上中学时由于睡眠时间太少，学习时难免困乏，这时候信口读起《少年中国说》："少年智则国智，少年富则国富；少年强则国强，少年独立则国独立；少年自由则国自由，少年进步则国进步；少年胜于欧洲则国胜于欧洲，少年雄于地球则国雄于地球。红日初升，其道大光。河出伏流，一泻汪洋。潜龙腾渊，鳞爪飞扬。乳虎啸谷，百兽震惶。鹰隼试翼，风尘吸张。奇花初胎，矞矞皇皇。干将发硎，有作其芒。天戴其苍，地履其黄。纵有千古,横有八荒。前途似海,来日方长。美哉我少年中国,与天不老!壮哉我中国少年,与国无疆!"顿觉精力倍增。

2004年3月游历少林寺的时候心情郁闷,有缘碰到一位老者以诗相赠:"赵施略才拓春晖,红云呈瑞助元魁;军地辅其沧海上,诗人豪情壮声威。"这首诗开头的每一个字暗藏我的姓名于内,读起来使人信心倍增,对生活充满希望。1999年2月正值事业的低谷,去陕西耀县孙思邈的故乡开学术研讨会时,在药王庙抽签一首:"好雨知时处处同,杏林乔木绿叶丛。算来多得天宫力,成就荣善乘晓风。"杏林不就是指的中医吗?难道是"药王"孙思邈为我对中医的一片赤诚所感动,在冥冥之中也在为我加油鼓励呢?从此大大增强了我学医、行医的信念,所有心头的阴霾一扫而光,使我以满腔的热忱投入到自己所热爱的事业中去。

读书可以促进脑循环,延缓脑细胞衰老,预防痴呆症。历代许多文化名人、文学大师,他们广泛涉猎各种书籍,在书的海洋中徜徉一生。唐代著名学者孟诜拜孙思邈为师,于养生食疗更情有独钟,得以活到93岁的高龄。"两弹一星"元勋、中国的火箭之父钱学森老在系统工程等多个领域都做出了开创性的贡献,于中医也多有研究,享寿98岁。宋代诗人陆游享寿86岁,当代文坛世纪老人巴金享寿101岁,国学大师季羡林享寿98岁。

"一日不读书,胸臆无佳想;一月不读书,耳目失精爽。"阅读和倾听好的文学作品就好比享受一次清心醒脑的精神按摩,甚至可以改变人生。在好书的字里行间品味人生,陶冶情操,滋润心情,升华精神,它能让你告别过去的一切,超于利,超于人,超于世,做一个快活仙翁。

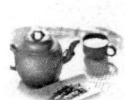

# 三、求医不如求己，偏方气死名医

宋徽宗的宠妃在随他野外狩猎时受了风寒，咳嗽不止，夜不能眠。太医给治疗了几天都没有效果。徽宗龙颜大怒，下令务必在三天内治好，否则格杀勿论。众御医惶惶不可终日。其中有位御医正在家心情烦闷、坐卧不宁的时候，忽听门外有"家传单方，包治咳嗽"的叫卖声。心想皇上的限期已近，"死马权当活马医"吧！于是就买了几帖。不料那妃子服药一天咳嗽顿除！徽宗龙颜大开，当即赏银百两。御医百思不得其解，这是什么"灵丹妙药"呢？于是满大街寻找小贩，并以百两银子赠送。小贩诚惶诚恐，就把药方告诉了他，原来不过是单味中药海蛤壳，放火煅过，再磨成粉而已。这正是："一味单方，气死名医！"

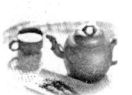

## 1."药本无贵贱，效者是灵丹"

千百年来，民间流传着许多单验偏方，老百姓有"偏方治大病"的说法。由于许多偏方是口耳相传的，有些甚至"传男而不传女"，使这些偏方蒙上了一层神秘的色彩。

有关中药的起源有"神农尝百草，一日而遇七十二毒"的传说，中医在一定程度上是一门实践医学。偏方来源于广大人民群众长期实践经验的总结，在偏方的发现和应用过程中，自觉不自觉地应用了中医的有关理论，它已经成为博大精深的中医药的一个重要组成部分。从外科的鼻祖华佗、"医圣"张仲景到"药王"孙思邈，历代名医无不重视民间单验方的搜集和临床应用、验证。

《串雅》是清代一部全面整理民间单验方的著作，作者赵学敏是继李时珍之后又一位伟大的医药学家。他发现民间蕴藏着丰富的医药知识，然而民间防病、治病的经验却得不到应有的重视，于是毅然走出家园到民间去，向那些肩背药箱、手持串铃、不避寒暑、游乡串户的"铃医"、"走方医"、"江湖郎中"等请教，将民间的医药经验汇编成书，让千百年来一直被视为"小道"的偏方、验方登上了"大雅"之堂，因此将书名定为《串雅》。

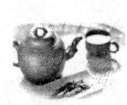

偏方治病不拘于内服，也可外用，用药部位不限于肠胃，但凡人体的耳朵、鼻子、肚脐眼、背上的俞穴、足心、妇女的阴道等都可作为治疗用药的途径，就地取材，方便易行。比如孙思邈的《千金方》就有通过耳朵塞药治疗黄疸、寒暑疫毒等的记载，民间也有通过耳道塞入麝香来治疗带状疱疹、肚脐贴膏药预防晕车、敷药治疗小儿腹泻，用奶汁滴眼和手指结扎的办法治疗眼疾，吴茱萸研末调醋敷两脚心治疗牙痛，鸡蛋纳入阴道治疗阴道炎、外阴瘙痒等。

鼻腔塞药不仅可以治疗鼻子本身的病变，还可以治疗全身病症，在病情危急、神志昏迷不能服用的情况下给鼻腔塞入药物来取嚏，可以快速见效。《红楼梦》就记载了这种"鼻烟通关"的疗法，第52回写道："晴雯服了药，还未见效，宝玉便命麝月：'取鼻烟来，给她闻些，痛打几个喷嚏，就痛快了。'麝月果真去取了一个金镶双金星玻璃小扁盒儿来，递给宝玉。……宝玉道：'闻些，走了气就不好了。'晴雯听说，忙用指甲挑了些，抽入鼻中……忽然鼻中一股酸辣，透入囟门，接连打了五六个喷嚏，眼泪鼻涕登时齐流……晴雯笑道：'果然痛快些'。"

肚脐眼为神阙穴，人体的任、带、冲脉都从它循行而过，五脏六腑都通过经脉和它发生着直接或者间接的联系。脐在胎儿时是吸收母体营养的通道，出生后是外界连接体内元神的门户，是外用药物防病治病的最佳场所。在胚胎发育过程中脐是腹壁的最后闭合处，它的表皮角质层最薄，最易于药物的渗透吸收。因此如果身体的内脏发生病变，可以通过按压、艾灸脐部和在脐部外敷药物来调整阴阳气血，激发人体的自愈功能。早在春秋战国时期就有肚脐填药治病的记载，脐疗对于消化、泌尿生殖、神经系统等病症都有很好的疗效，比如用五味子研末敷脐治疗盗汗，用吴茱萸、肉桂研末敷脐治疗小儿腹泻，用葱白、硫磺敷脐治疗遗尿等。

所谓"药疗不如食疗"，鸡鸭鱼肉用之得当皆可入药。偏方还有一个特点是，它的药物组成大多以食物或者日常生活用品为主，方便易行，没有毒副作用。

在孙思邈的弟子、唐代著名医药学家孟诜的食疗方中，鸡鸭鱼肉、水果、蔬菜无所不包。比如黄雌鸡补丈夫阳气、治冷气，羊奶补肺肾之气、和小肠、主消渴，萝卜令人白净肌细，茶叶利大肠、祛热解痰，黑豆令人长生、增强性功能，以及把刀豆烧成灰冲服来治疗呃逆不止等。

用含有鸡蛋的偏方治病在民间流传很广，效果很好。鸡蛋含人体所需的蛋白质、钙、磷等多种营养，每天吃一个鸡蛋是不少寿星延年益寿的经验之一。鸡蛋可分蛋壳、蛋黄、蛋清以及蛋衣等，一般而言，蛋清性质偏凉擅长清气，蛋黄性质偏温擅长补血，鸡蛋本身即具有补气养血、滋阴除燥、解毒润肠等多种作用，如果把鸡蛋和某种药物结合配成偏方，就可以起到治疗多种病症的作用。如醋泡鸡蛋治疗动脉硬化症，蛋黄冰糖散治疗支气管哮喘，鸡蛋半夏酒治疗咽喉结核，艾叶煮鸡蛋治疗习惯性流产，把蛋清配成溶液治疗下肢溃疡等。

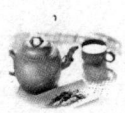

民间谚语说"上床萝卜下床姜，不劳医生开药方"。生姜是日常饮食中一味重要的调味品，它可去腥辟膻，使食物变得鲜美可口，同时生姜中富含挥发油可以促进血液循环，生姜的姜辣素具有刺激胃液分泌、促使消化、抗衰老等多种功能。中医认为生姜的辛散之性具有散寒解表、温中止呕等作用，能够治疗风寒感冒、胃寒呕吐以及咳嗽等病症。萝卜是我们经常食用的蔬菜，李时珍曾赞赏萝卜"乃蔬中之最有利益者"。生萝卜味辛而药性偏凉，熟萝卜者味甘而药性温平。萝卜有败火清热、健胃消食、化痰顺气、解热生津等多种功效，多食萝卜可以减少癌肿的发生几率。

葱可以加快人体的血液循环，减少胆固醇在血管壁上的沉积，防止血栓形成。经常吃葱可以刺激消化液的分泌，促进食欲，另外还对消化道癌症有预防效果。大蒜有杀菌、消肿等功效，可以治疗痢疾，是夏季保护肠胃的良药；将大蒜洗净捣烂敷在牙龈上可以保护牙床，预防牙周病，促进牙龈再生。

多吃生姜、萝卜、葱、蒜等可以防治多种疾病，此外还可使罹患肠癌、前列腺癌症的风险减少一半，而它们也都是民间偏方的常用之物。

丝瓜性质平和，味道甘美，有清热、解毒、化痰等功效。尤其是老丝瓜状如网络，可以导引人体经络气血的畅通、气血调顺，因此是偏方治病的常用品之一。丝瓜绞汁有很好的美容效果，被称作"美容水"；干丝瓜水煎服用或者把丝瓜的根蒂烧灰研末冲服，可以治疗痰喘咳嗽、肠风痔漏、月经不调、血淋、痈肿疔疮、乳汁不通等几十种病症。

小小茶叶是中国人生活中不可缺少的饮品，也是民间偏方的常用品。茶叶味苦能够燥湿降火，性凉能够泻火解毒，茶叶中含有大量有益于人体健康的儿茶素、维生素C、咖啡碱、茶多酚等化合物，能够杀菌解毒，配合其他成分可以治疗多种病症。如糖茶和胃暖脾，可以治疗小腹冷痛、痛经等症；姜茶发汗解表、温肺止咳，可以治疗风寒感冒、咳嗽；盐茶明目、化痰降火，可以治疗牙痛和眼疾；醋茶消炎，可以治疗痢疾；奶茶有消脂减肥、化食除胀和提神明目的功效。平时饮茶的时候将茶水含在口中片刻，并咀嚼茶叶可以有效防治龋齿。轻度烫伤、烧伤可用浓茶汁涂抹伤处，有较好的止痛效果，有利于伤口愈合。

白酒深受男人的喜爱，酒入十二经，适量饮酒有益身体。酒能温脾胃，破癥结，消郁怒，多言畅意，通行血脉，驻颜色，营养肌肤。酒助药力，药酒疗法是把酒和其他药物、食物配合，使用治疗内、外、妇、五官、皮肤科等多种病症。如川乌、草乌泡酒可以治疗风湿腰腿疼病；杜仲泡酒可以治疗肾虚腰痛；枸杞子、人参泡酒可以治疗肾虚、气虚等症；首乌、女贞子泡酒可以治疗白发、脱发；蜈蚣泡酒外涂患处可以治疗斑秃；鹿茸泡酒可以治疗肾虚引起的阳痿、早泄等。

偏方还有一个特点是"老药新用、一药多用"，也许一味不起眼的常用药，在实践中却发现了它的新用途。云南白药是治疗内外出血、瘀血肿痛的著名成药，不仅对于外伤出血、关节扭伤、跌打疼痛等病症有非常好的效果，在医疗实践中还发现它可以治疗口腔溃疡、消化性溃疡、冻疮、褥疮、烧烫伤、输液后静脉炎、带状疱疹、秋季腹泻、血栓性外痔等内、外、妇、儿、五官、皮肤科等的多种疾病。

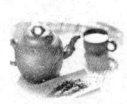

"病有奇症，医有奇方"，中医治病往往多管齐下。偏方治病犹如李小龙的"截拳道"，虽看似简单，但却快捷、力专而效弘，直击病患，用之得当往往一招制敌。

小验方具有大疗效，临床经常可见有些病人服了许多中西药毫无效果，但改服某些单验方后，病痛霍然而解。

搜集和研究偏方要"识货"，要择其精华。我参考了多种资料，并结合自己多年的临床实践，精选出一些经过临床验证，或者自认为比较安全可靠、简便易行的偏方，供大家参考使用。

## 2. 求医不如求己，偏方家庭自疗

### （1）感冒及内科杂症

◆ 治感冒葱姜汤：葱白连须两三根、鲜生姜片五六片，用水煎开，加适量红糖，趁热一次服下。适用于风寒感冒初起，睡觉令出汗即愈。

◆ 白醋防治感冒、脚气：感冒初起流鼻涕，用卫生棉球浸白醋塞鼻孔，一日两三次；脚气病患者也可用棉球浸白醋涂患部，止痒杀菌。

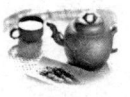

◆ 白芥饼治气管炎：白芥子 100 克研细末，分 3 次用。每次加 90 克白面，用水调好做成饼，饼的大小视背部面积而定。每晚睡前敷背部，晨起去掉。也可用白芥子 6 克研末，用面粉 12 克掺水调成糊状，涂于纱布上，稍加温使其散发白芥子的辣味，然后敷于背部两侧肺俞穴，待皮肤发红后（一般不超过 10 分钟）即取下。每日一次，三次为一疗程。白芥子末外敷俞穴病患处对于各种慢性气管炎、肺炎、哮喘、风湿等都有非常好的疗效，是许多偏方中的常用药。

◆ 银菊解暑茶：金银花、菊花各等份，洗净晾干，每次取适量沸水泡开，代茶频服。可以清凉解暑，用于夏季感受暑热，心烦、口渴等症。

◆ 吃生黄豆治烧心：烧心时生嚼数粒黄豆咽下，既可快速缓解症状，也可补充营养。

◆ 吞咽困难：蜂蜜、威灵仙各50克，先煎威灵仙，然后把蜂蜜加入兑服，对食道癌等引起的吞咽困难有一定疗效。

◆ 食醋煮鸡蛋止泻：用搪瓷器皿盛醋适量，打入两个鸡蛋一起煮熟，取蛋服用。

◆ 长年腹泻：各种慢性结肠炎、功能性腹泻，小便短少等，取车前子500克，用文火炒香，每次30克左右煮粥吃，每天吃两次，有奇效。

◆ 芹菜炒鸡蛋治便秘：芹菜三两，鸡蛋一个，炒熟，空腹服用。

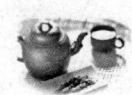

◆ 胆、肾、尿道结石：鸡内金、玉米须各50克，煎汤服，每日2~3次，连服10天。玉米须是偏方治疗结石的常用之品，除鸡内金外，还可与鲜竹叶、车前子、白茅根、冬瓜皮等一同煎服，也可代茶频服。

◆ 蜈蚣鸡蛋治肾炎蛋白尿：把鸡蛋打一小孔，蛋清和蛋黄搅匀后，把蜈蚣1条捣末放入，再搅匀，蒸15分钟即可食用，每日1次，7次为一疗程。

◆ 白酒泡灵芝治失眠：白酒一斤，灵芝半两。灵芝用水洗净后放进酒瓶，盖封严，待一周后酒逐渐变成红颜色就可饮用。睡前少量服用。

◆癫痫：蚯蚓一条，白矾半两，放入碗中用开水冲开。晨起空腹服，10次为一疗程。

◆高血脂：花生米1两、陈醋半斤，泡7天后服用，每日3次，每次3粒。

◆鸡蛋醋治动脉硬化症：陈醋100克，放入带盖茶杯，放一个新鲜鸡蛋，盖上盖密封4天后，将鸡蛋壳取出，把鸡蛋和醋搅匀，再盖上盖密封3天后即可服用。1剂可服7天，每次服5毫升，每日3次。

◆眩晕：仙鹤草30克、鸡蛋2枚，水煎服，每日1剂，对高血压、脑供血不足引起的眩晕都有良效。

◆桔梗白散吸烟治冠心病：桔梗三分、贝母三分、巴豆一分，同时捣末，装入旱烟锅吸烟。此方出自《伤寒论》，古方新用可治疗支气管炎、冠心病心绞痛等。

◆肢体瘫痪：槐枝、桃枝、柳枝、椿枝、茄枝各适量，共切碎合煎水三桶，用大盆浸洗，如冷加热再洗，睡床盖被让出汗，注意避风。

### （2）头面五官病症

◆脱发、头屑发痒：桑白皮50克，加水烧开洗头，洗后勿用清水，每日一次，连用5天。能促进头皮血液循环，治头屑发痒，再生头发。桑叶熬水洗头也有类似功效。

◆ 白头发、便秘：黑芝麻 15 克捣烂，冲入蜂蜜、牛奶各适量，早晚空腹服用。治老年人或妇女产后便秘，亦可美容黑发。

◆ 乌发补肾酒：女贞子 250 克泡酒，每晚空腹饮 1~2 小杯。可补肾滋阴、养肝明目，治疗头晕目眩、须发早白。

◆ 急性结膜炎：用人乳滴入眼内，闭眼 10 分钟，每日 2 次，可消炎明目。

◆ 眼疾：用普通缝衣线系在中指根部，系时略紧些，但不可妨碍血液循环。左眼系左手，右眼系右手。

◆ 菊花茶治红眼病：菊花 30 克，用沸水冲泡 5~10 分钟，每日 1 剂，不拘时饮服。也可外用熏洗眼睛；或者喝下去一半，另一半则用纱布蘸水洗眼。

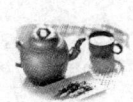

◆ 蛋清敷治角膜炎：取一枚鸡蛋将蛋清滤入碗中，然后将棉花夹在双层纱布之中，让蛋清把纱棉完全沾湿，敷在眼睛上，反复使用。

◆ 视物流泪、沙眼：干桑叶 1 两，加水烧开，反复洗眼。

◆ 视物昏花：白菊花 15 克、枸杞子 15 克，代茶频服，滋阴清肝明目。

◆ 面瘫口歪眼斜：黄鳝一条，把头割掉，用血滴脸，向右歪涂左脸，向左歪涂右脸，并用手掌反复推抹。

◆ 面瘫口歪眼斜：白芥子 50 克，研细末，米酒 50 克，调成膏状，取患侧牵正、颊车、阳白、地仓等穴，将膏药摊于纱布上贴敷，胶布固定 4~6 小时后取下，每日 1 次。除白芥子外，也可用蓖麻籽、皂角末等外敷。

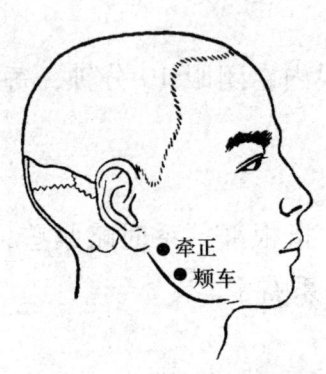
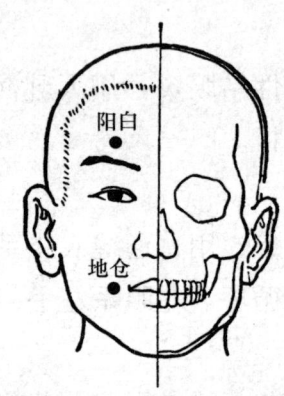

◆ 鸡蛋黄油治耳鸣：取鸡蛋两个煮熟，去白留蛋黄，再把蛋黄用文火慢熬至蛋黄出油，然后用棉花吸取蛋黄油，储存在密封之空瓶内备用，每次用棉花吸蛋黄油塞耳内。

◆ 鸡蛋巴豆治耳聋：取鸡蛋一枚开一小孔，将巴豆一粒去皮和心膜，由孔放入鸡蛋，搅匀，取汁滴耳。一日二、三次，连续三个月。

◆ 甘遂甘草治耳聋：甘遂、甘草各 0.6 克，研成细末，分别用棉花包裹，左耳塞甘遂，右耳塞甘草，每日睡前塞入，早晨取出，连续三个月。

◆ 偏头痛：用生白萝卜捣汁滴鼻孔，左侧头痛滴右鼻孔，右侧头痛滴左鼻孔，每次两三滴。

◆ 五花饮治疗周期性头痛：菊花 10 克、金银花 15 克、桃花 10 克、月季花 12 克、旋覆花 6 克。诸花洗净水煎服，每日 1 剂，分两次服用。花之药轻如羽毛，诸花性开，轻扬向上，五花饮治疗周期性头痛特效。

◆ 止鼻出血：绳子拴食指中节，左鼻出血拴左手，右鼻出血拴右手。同时也可将与鼻孔出血相反的手高举，血可立止。

◆ 磨牙、打鼾：睡觉时口含橘皮一块，15 分钟后吐出，治磨牙打鼾。也可用花椒 5~10 粒，睡前用开水泡一杯水，待水凉后服下。

◆ 打鼾：龙胆草、当归各 10 克，晚上睡前水煎服用。

◆ 龋齿：饮茶时把茶叶含在口中，咀嚼片刻，让茶水浸润牙齿，可有效防治龋齿。

◆ 流口水：泥鳅半斤，去内脏晒干，炒黄研成粉，黄酒冲服。每日 1 次，每次 6 克。

◆ 口臭：芦根一两，煎汤一碗，加冰糖适量内服，每日一次，晨起空腹服用，连服一周，除内热治口臭。

◆ 口臭：白蔻仁适量，每次取一粒，口中含嚼。

◆咽喉痛：用绿茶泡浓茶，加半两蜂蜜搅匀，每日分数次漱喉并缓慢咽下。消炎镇痛，湿润咽喉，可用于急、慢性咽喉炎，咽部干燥疼痛，有异物感等。

◆鸡蛋半夏酒治咽喉结核：先将生鸡蛋打一个小孔，分别倒出蛋清、蛋黄，把10毫升酒稀释至30毫升，倒满蛋壳的1/3，再放半夏2克，然后煮数分钟，取出半夏，随后加入该鸡蛋清的一半，加火煮二、三沸。将上汁一口一口就像漱口一样，慢慢地湿润咽喉。对咽喉部结核、喉头结节及声音嘶哑皆有良效；经常服用可以保护嗓子。

◆声音嘶哑：将两个鸡蛋滤去蛋黄，留下蛋白放在碗中，像做蛋糕一样打到起泡，再用滚水冲一杯茶，加一些冰糖，待溶解后倒入蛋白内，趁热喝下。

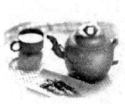

◆口腔溃疡：用湿棉签，蘸云南白药，搽敷在溃疡面上。

◆口舌生疮：取细辛9克，研末，用水调成糊状，敷于肚脐中，覆盖固定。每天1次，多饮水。

◆复发性口腔溃疡：吴茱萸30克、冰片1克，混合研末过筛，取适量药粉用蜂蜜调匀，贴敷神阙穴，用胶布固定，每3日换药1次。

◆口疮、痔疮：将五倍子、冰片适量，共研碎，加入蜂蜜，涂抹患处。治口疮和痔疮。

◆ 牙痛：香蕉去皮，抹盐少许，先含后吃可以止痛。

六神丸 6~9 粒，放入疼痛的牙齿洞里，片刻即止。

冰糖 100 克、清水 1 碗，放入锅里煮成半碗，一次服完，有清虚热、止牙痛之效。

花椒 10 粒、醋三两，水煎开放凉，含漱，可消炎止痛。

石膏粉 1 两、麻黄半两，水煎服，散火止痛。

◆ 牙齿洁白法：把海螵蛸碾成细粉，用纱布蘸药粉擦牙，可洁白牙齿。

◆ 晕车：切一片鲜姜片，在临上车时用膏药贴在肚脐上。也可乘车前切一片生姜含口中。两方可结合使用。

(3) 儿科病症

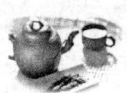

◆ 银耳鸭蛋：银耳 9 克，先煮；鸭蛋 1 枚，打入银耳汤中，加入适量冰糖调味食用。

◆ 百合糖梨：百合 10 克（鲜百合更好，用量加倍）、梨 1 个、白糖 15 克。将百合洗净，梨切片。百合、梨、白糖三者混合放入碗中，蒸熟，放冷后 1 次顿服。1 日 2 次。

◆ 干咳：生黑芝麻约一调羹、冰糖适量，共捣碎，饭前开水冲服。

◆ 久咳不愈：白矾一两，研成粉，用醋调成糊状，每晚睡前取黄豆大一团敷足心涌泉穴，用布包固定，次晨揭去，连用 7 天。

◆百日咳：黄豆芽 90 克、车前草 30 克、陈茶叶 3 克，冷水煎熬，加冰糖 60 克，煮三沸使糖溶化即可服用。每日 3 次，每次 3～9 克。

◆哮喘：干蚯蚓适量，炒黄研成粉，用白糖水冲服。每日 2 次，每次 6 克。

◆腮腺炎：咸鸭蛋一个或数个，用冷开水洗净后，放在饭碗或茶杯里，取蛋泥涂敷患部，每日二至三次。或者把活蚯蚓洗净，放碗内，撒上白糖，盖严碗口半日，蚯蚓化水涂敷患处。也可用仙人掌外敷，皆有良效。

◆腮腺炎：云南白药粉适量，用食醋、菜油、茶水或黄酒调成糊状，涂于患处，每日 3 次，可止痛、促进伤口愈合并防止疤痕形成。

◆秋季腹泻、肠炎：将云南白药 1 克填入脐中，用纱布固定，每日 1 次，直至痊愈。此法也可治疗新生儿脐炎。

◆脱肛：黄芪 4 两、防风 1 钱，水煎服。小儿用量减半。

◆五倍子敷脐治遗尿：五倍子 5 克研末，加温水调成稠糊，敷在肚脐中，用纱布包好，早起时去掉，连敷 7 天。此法也治小儿盗汗、夜啼。也可用五味子治疗，效果相同。

◆葱白硫磺治遗尿：葱白 7 个、硫磺 9 克，捣如泥状，晚睡前敷于肚脐，外用纱布覆盖固定，早起时取下。

◆ 人参胡桃煎治遗尿：人参 6 克、胡桃肉 6 枚，共煎成汤，每日 2 次，饭前服用。

◆ 生龙骨鸡蛋治遗尿：取生龙骨 30 克水煎，用此药汁卧荷包鸡蛋 2 个；第二次亦用龙骨 30 克，同前一次煮后之龙骨同煎，仍用此药汁卧两个鸡蛋，第三煎如此逐日加入。约有 200 克龙骨卧 12 个鸡蛋为一疗程剂量。3 岁以下每日吃一个龙骨卧鸡蛋，8 岁以上每日吃两个龙骨卧鸡蛋。

◆ 酒精烧鸡蛋治癫痫：用酒精 100 克，放入磁杯内点火，放入两个鸡蛋，当酒精燃烧完后，鸡蛋已熟。每日吃两个，每当发作之后睁开眼，则立即吃酒精烧鸡蛋，如此可延长发作间隔或停止发作。

### （4）男科、妇科病症

◆ 白带过多：生鸡蛋 1 只，从头敲一小洞，将 7 粒白胡椒装入蛋内，用纸封好蒸熟，去胡椒吃蛋。每日 1 只，连服 7 日。

◆ 白带：白果 15 个，炖江米稀饭食用，每日 1 次，7 次为一疗程。

◆ 月经不调：干藕节半斤，炒黄研成粉，白酒送服。每日 3 次，每次 6 克，可使月经如期而至。

◆ 痛经：白芥子研末，取 0.5~1 克，加入等份面粉，用沸水调匀，制成饼状，趁热敷于肚脐上，用膏药固定，月经前敷上最好。

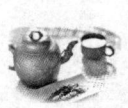

◆ 痛经：经前将中成药"七厘散"3克，撒于肚脐下三指的关元穴，然后用膏药固定。

◆ 闭经：丝瓜筋每次1两，每日2次，煎汤送服。

◆ 闭经：茄子切片晒干，炒黄研成粉，黄酒送服。每日2次，每次15克。

◆ 红花鸡蛋治不孕症：取鸡蛋一个，打一小口，放入藏红花1.5克，搅匀蒸熟即可。经期后开始一天吃1个，连吃9个。红花鸡蛋是个治不孕症的有效偏方，在民间流传很广，效果卓著。

◆ 艾叶煮鸡蛋治流产：艾叶20克，清水洗净后放入药锅，入水300毫升，煎10分钟，放新鲜鸡蛋两个，煎10分钟取出鸡蛋，剥壳后再放入艾叶汤内煮5分钟。每次清晨吃两个艾叶鸡蛋并服15毫升艾叶汤，连服15天。对胎动不安、先兆流产、习惯性流产确有一定疗效。

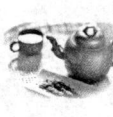

◆ 乳腺纤维囊性病：白芥子60~120克，研细末裹在纱布袋内，先用温水外洗乳房，然后用纱布袋敷盖患处，绷带固定，3天可用1次。

◆ 乳汁不通：取干丝瓜1个，连籽烧存性，研末，每次9克，盐开水或酒送服，捂被发汗，乳汁即通。

◆ 妊娠呕吐：将丁香、半夏、生姜等分别碾成细末，用生姜浓汁调为糊状，敷在脐部，外盖纱布固定，24小时后取下，连用三日。妊娠期间尽量少服药物,这不失一个简便有效的治疗方法。

◆尿路感染:竹叶 50~100 克,洗净加水煎服,也可代茶频服。竹叶茶清凉解暑、利尿除烦,对于夏季饮水较少引起的泌尿系感染,小便淋漓涩疼有很好的疗效。

◆前列腺肥大:冬瓜籽 30 克、黑木耳 15 克、秦皮 15 克,每日 2 次,水煎服。

◆梦遗滑精:车前子、远志、知母各 15 克,酸枣仁 30 克,研末冲服,每日 3 次,每次 6 克。

◆阳痿早泄:麻雀 2 只,祛除内脏,烧焦研末,加适量温水冲服。也可用麻雀 1 只,去掉毛和内脏,将菟丝子 9 克放入麻雀肚内,包好蒸熟后吃麻雀,连用半月,可治婚后久不生育。

◆壮腰补肾酒:鹿茸 18 克、人参 25 克、蛤蚧 1 对、巴戟天 60 克、肉苁蓉 45 克、杜仲 30 克、川续断 30 克、骨碎补 15 克、冰糖 75 克,50 度米酒 1 公斤,浸泡 1 个月服用。壮阳健腰补肾,适用于腰膝酸软、神疲乏力、阳痿早泄等症。也可用于女子性欲淡漠。

(5) 躯体关节皮外病症

◆腰病:杜仲 15 克、猪腰子一对、黄酒 25 毫升,先将猪腰洗净切成腰花放碗内,加白糖、盐、酒适量,然后将杜仲煎取浓汁后加入腰花中,用武火烧热锅,倒入腰花速炒熟,然后加入调

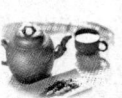

味品即可食用。

◆跌打疼痛：土鳖虫七个焙成灰，黄酒七两，泡七天喝酒。可下瘀血，治腰腿关节跌打疼痛。

◆跟骨骨刺：生白芥子研末，洗净足跟部，取粉适量，醋调成糊膏状，敷于患部，外以蜡纸敷盖，绷带包扎固定，2天换药一次。对骨质增生引起的疼痛效果较好。

◆跌打瘀血不散：把老茄子用手撕成食指粗细条状，皮、肉、籽具全，用瓦片焙干，研为细末。临睡前用黄酒冲服15克，取微醉为度。

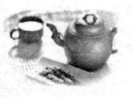

◆外伤瘀血：韭菜二至三两，洗净捣碎，用纱布包好，搽抹外伤跌打瘀血部位。

◆外用跌打酒：生川乌10克、生草乌10克、两面针15克、樟脑20克、大黄18克、冰片17克、细辛12克、苏木32克，60%酒精1.5公斤，浸泡1个月后外搽疼痛部位，每日3~5次。皮肤破损忌搽，禁止内服。

◆带状疱疹：取云南白药适量，用菜油或食醋调成糊状，直接敷于患处，以能全部覆盖皮损为度，每日2次；同时也可口服，连用5~7天。云南白药有止痛止血及改善微循环之功效，能促使疱疹吸收，使疼痛缓解。

◆冻疮：白萝卜1个、生姜30克、桂枝15克，加水煮沸，放温后洗患处。

◆冻疮：将少许云南白药均匀撒在冻疮溃烂面上，若溃烂面较大，可多撒些药粉，防结痂粘连纱布，同时用消毒纱布包扎；未溃者可用酒调药粉为糊状，外敷冻疮处，同时注意局部保暖。云南白药外用治疗褥疮、烧烫伤、输液性静脉炎、血栓性外痔、肋软骨炎都有很好的效果。

◆烧伤：把香油和鸡蛋清适量调和，外敷患处。

◆烫伤：烫伤之后要立即用凉水冲洗伤处，让烫伤的损伤消除在萌芽阶段，也使烫伤后的痛苦尽可能降低。浸泡要越快越好，因为如果浸泡的晚，烫伤的热量已由表及里，渗透并损及皮肤深层的真皮和皮下组织，则效果必定不好。要以足量的凉水浸泡，因为浸泡时水能无阻碍地治疗到任何一处最隐秘的创面，以保证充分中和掉烫伤的热力。

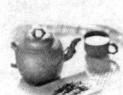

◆手足干裂：食盐2斤，加水6斤，烧开煮化，等温后洗手脚。每晚洗10分钟，后用清水洗净，留水再洗。加热，几天可痊愈。

◆打针结块：把土豆切成半公分厚的薄片，敷在患处，上捂热毛巾。

◆腋下狐臭：米醋100克、茴香粉5克，调和匀涂擦腋下。

◆脚臭出汗：白矾研成细末，擦脚掌心，每次10分钟左右。

◆ 脚臭出汗：米醋一斤，将醋倒入盆内，浸泡或浸洗，每日两次，每次约一小时。消炎杀菌，可治脚气出汗发臭。

◆ 鸡眼、瘊子：先将患处老皮削去，涂上清凉油，再用香烟火熏烤，至疼时稍坚持后拿掉烟火，每日2次。

## 3. 如何正确认识偏方的价值

自古及今，散落于民间的偏方多如牛毛，如何评价和认识这些偏方的价值是摆放在新时期医药科研人员面前的繁重任务之一。有些人一听说是偏方，就不屑一顾地嗤之以鼻，认为偏方不科学。

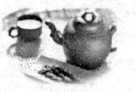

其实，科学并非检验真理的唯一标准，只有实践，也就是经过临床验证才是检验偏方是否有价值的唯一标准。那些所谓的"科学"人士，没有经过调查研究就轻易否定偏方，这本身就不是科学的态度。

小偏方治大病，对于偏方我的切身体会是："既不否定，也不全信。"

20多年前我二哥上初中，在学校吃饭的时候被开水把背部烫伤了，到医院去消炎、输液、外用药物，回到家里一个礼拜后仍然不能翻身，趴在床上，呻吟不止。无奈之下用了村里一家祖传治疗烧烫伤的药方，都是一些药末，用清油调和后直接撒敷于烧伤之处。令人惊讶的是，药敷上仅仅几分钟的时间，疼痛就消失了！一周之后，伤口全部愈合，而且没有落下疤痕。临床实践中，时常听患者说某人患了某种危重症、顽症，被各大医院的医生判为不治之症后，由于服用了某种单方偏方，而病情奇迹般地好转甚至痊愈了，这样的例子不胜枚举。

偏方首先来源于解除病痛的需要。健康长寿自古以来就是人类的追求，然而由于人体生理、病理的复杂性，不论是在茹毛饮血的远古时代，还是科技日益发达的今天，在疾病面前人类至今仍然显得很渺小。好多人久患病痛，四处求医而久治不愈，无可奈何之下才求救于偏方，偏方就好似把他从病痛中解救出来的最后一线希望。当今社会"看病难，看病贵"的现象日益凸显出来，好多人生病后已经不敢轻易跨进医院的大门，这些都迫使人们在医院和医生之外，寻求家庭自疗的"灵丹妙药"。

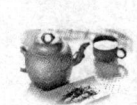

"不管白猫黑猫，能抓住老鼠的都是好猫"，不管西药、中药还是何种偏方，能治疗疾病就是最好的良药。一方面是患者求医无门，一方面是把千百年来的民间中医药单验方排斥于医疗的大门之外，这不是我们应有的态度。

偏方是中药的一个组成部分，使用偏方同样存在着一个辨证论治、合理使用的问题。任何单方草药都有它一定的适应症，你服后可能有效，而他则可能无效，因此要进行分辨，不能盲目使用。有些偏方原来疗效较好，但在多年流传的过程中以讹传讹，将药名、用法或适应症都搞错了，当然就丧失了疗效。用偏方治病一定要了解它的适应范围、药物成分和功效、毒性大小、使用方法等，并尽可能地在医生的指导下合理使用，有的放矢，才能保证安全有效。

有些患者存在着错误的用药观念，认为药越贵重效果就越好，殊不知道药物的效应不在于贵贱，而在于是否对证和适合病情。再贵重的药物，哪怕是人参、灵芝、冬虫夏草，如果不适合你，吃了也不会有效果，甚至可以吃出病来。更有一些游医药贩专行赚钱欺骗之能事，将一般的草药美其名曰"祖传秘方"，因此也切不可病急乱投医而上当受骗。

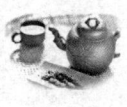

中华医学源远流长，民间流传的偏方大都凝聚着先民的心血，是中国传统医学的重要组成部分，因此我们要剔除其糟粕，吸取其精华，化腐朽为神奇，使这些民间偏方像金石珠玉一样，闪烁出耀眼的光芒。愿我们每一个喜欢中华医学的读者，都能够从中汲取无穷的力量，造福苍生。

# 四、神奇的经络疗法

> 孙思邈不但是一位伟大的药王,而且精于针术。在一次行医途中,他遇到四个人抬着一口薄棺材向郊外的荒丘走去,后面跟着哭得跟泪人似的老婆婆。孙思邈定睛细看,发现从棺材的底缝里滴出几滴鲜血,便赶紧上前询问。原来棺材里是老婆婆的独生女儿,因难产刚"死"不久,胎儿仍在孕妇的肚子里。孙思邈寻思这个产妇可能还有救,于是请求抬棺材的人赶紧撬开棺盖。只见产妇面色蜡黄,伸手摸脉竟发现还有微弱的跳动,于是赶紧取出随身携带的银针,选准穴位,扎了下去。过了一会儿,"死去"的产妇竟然奇迹般地睁开眼睛苏醒过来了。孙思邈用一根小小的银针救了母子两条性命,被传为千古佳话!

## 1. 揭开经络的神秘面纱

经络理论是中医学的一个重要组成部分,它和阴阳五行学说、精、气、神学说、藏象学说等共同支撑起了中医基础理论的大厦,是中医学的基础和精髓。

长期以来,经络被蒙上了一层神秘的面纱。经络到底是什么?众说纷纭,没有定论。后世医家虽然运用着经络、俞穴来治病,但经络究竟是什么，是怎么样发现的，却没有几个人能说得清。

中医和西医的根本不同主要在于观察研究人体的角度和思维方法不同，中医从宏观的角度观察生命现象，致力于把握人体的气机运行等整体的功能状态；西医从微观的角度观察人体，主要研究局部有形可见的器质性病变。在西医解剖学传入之后，对经络的认识就发生了一些混乱。有人以西医理论比附经络学说，把血管、神经、淋巴等和经络混为一谈，到头来却发现"风马牛不相及"。这就是因为研究者把经络等同于体内有形可见的某种结构，把经络和五脏六腑等具体的器官相提并论，企图用X线、CT、核磁共振等"看见"经络，结果是一无所获。

长期致力于中医经络、脉学等理论研究的河北中医学者许进京老师在这方面进行了不懈地探索，并且有了突破性的进展，终于揭开了蒙在经络之上的这层神秘面纱，还原了"经络学说的真面目"。

经络是古人在"静息"的状态之下，感悟人体气机运行的基础上发现的。经络是运行全身气血的通道，其实质主要是气的运行通道；它不同于神经、血管和淋巴系统，是独立于这些已知系统之外的人体另外一个完整的功能调节系统，但同时和其他系统发生着密切的联系。

在我老家陕西省合阳县有位擅长针灸的名老中医雷鸣霄先生，他针药并举，屡起沉疴，被群众誉为"雷半仙"。据西北政法学院他的弟子邓剑教授著述，雷老先生扎针时，相邻主客穴的皮肤表面会出现肉眼可见如韭叶宽的红线，有近百例医案记载了这个神奇的现象。雷老先生炉火纯青、出神入化的针术,无可辩驳地证明了经络的客观存在。

《黄帝内经·灵枢》指出:"人之合于天道也,内有五脏,以应五音、五色……;外有六腑,以应六律,建阴阳诸经而合十二月、十二辰……十二经脉者,此五脏六腑所以应天道。"《黄帝内经·素问》说:"气穴三百六十五,以应一岁。"人和天地是一个整体,一年有十二个月,人体有十二条经络;一年有365天,人体有365个穴位。

**十二经表里配合表**

| 阴经（里） | 经脉 | 手太阴 | 手厥阴 | 手少阴 | 足太阴 | 足厥阴 | 足少阴 |
|---|---|---|---|---|---|---|---|
| | 五脏 | 肺 | 心包 | 心 | 脾 | 肝 | 肾 |
| 阳经（表） | 经脉 | 手阳明 | 手少阳 | 手太阳 | 足阳明 | 足少阳 | 足太阳 |
| | 六腑 | 大肠 | 三焦 | 小肠 | 胃 | 胆 | 膀胱 |

关于十二经脉的循行走向,《灵枢》说:"手之三阴,从脏走手;手之三阳,从手走头。足之三阳,从头走足;足之三阴,从足走腹。"互为表里的阴经与阳经在手足的末端相交,阳经与阳经在头面部相交,阴经与阴经在胸腹部相交。如果你把双手向上举起来,阳经是从上往下走的,而阴经是从下往上走的,这也意

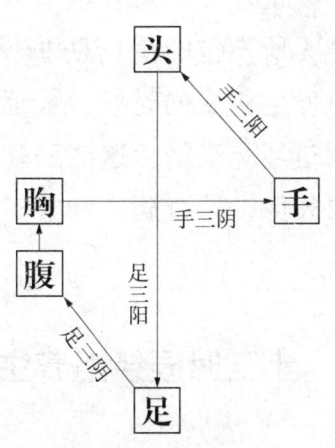

十二经脉走向图

味着天气下降而地气上升，使人体的气机运行形成了一个闭合的圆。阴阳相贯，首尾相接，循环往复而周流不息，从而完成了人体的各项生理功能。

　　人体相当于一棵树，树叶就相当于你的五官毛发，树枝相当于你的四肢，树根相当于你的内脏，只有树根的营养充足，才能保证树木的枝繁叶茂，而经络就是把树根的营养输送到枝叶的中间通路。如果把人体比作一个照明系统，灯泡是五官，动力是内脏，经络就是这个供电系统的线路，穴位是它的开关，灯泡不亮了，电流传导不过来，我们就应该检查一下线路是否畅通，来解决供电的障碍。

　　人体是个复杂的系统工程，遍布全身的经络是一个非常高级的系统。它在人体纵横交错、四通八达、沟通内外、贯通上下，把五脏六腑和四肢百骸、五关九窍、筋骨皮毛等都连接成为一个有机的整体。经脉不但可以运行气血、营养周身，而且可以反映病变、抵抗外邪，具有调节人体气血阴阳平衡的作用，它是人体上一个无所不包的严密防护网络，构成了人体神奇的自愈功能。当内脏发生病变的时候，会通过经络而显现于外，反过来我们也可以通过经脉来治疗这些病症，所以《黄帝内经》说："经脉者，所以决死生，处百病，调虚实，不可不通。"

## 2. 十二时辰经络养生

　　"子胆丑肝各定位，寅时气血注于肺，卯时大肠辰时胃，巳脾午心未小肠，膀胱申注酉肾注，戌时包络亥三焦。"这段歌诀

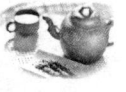

概括了十二时辰与十二经脉的对应关系。十二经脉的气血运转是有规律的，一天之中十二时辰的每个时辰各主一条经脉，它们的流注次序是：

```
子(23~1)      丑(1~3)      寅(3~5)      卯(5~7)      辰(7~9)      巳(9~11)
足少阳胆经──→足厥阴肝经──→手太阴肺经──→手阳明大肠经──→足阳明胃经──→足太阴脾经
                                                                        │
手少阳三焦经←─手厥阴心包经←─足少阴肾经←─足太阳膀胱经←─手太阳小肠经←─手少阴心经
亥(21~23)    戌(19~21)    酉(17~19)    申(15~17)    未(13~15)    午(11~13)
```

这个流注次序为我们描绘出身体各个器官在一天之中的工作时间表，掌握并适应这个规律，合理地安排一天的生活作息，就能够使经络疏通、气血调和、阴阳平衡，实现健康长寿的梦想。

**（1）子时（23点至1点）胆经旺，养生的要诀在于按时睡觉。**

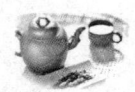

"胆汁有多清，脑就有多清。"子时前入睡者，晨醒后头脑清晰、面色红润，没有黑眼圈；反之则面色发青、眼眶昏黯。中医养生重视睡"子午觉"，"子时一阳生"，如果子时不能及时入睡，不但胆囊本身代谢不良而容易生成结石，而且还会因为阳气不能正常升发而导致全身的气机运行逆乱，从而出现各种各样的疾病，好多中风、心脏病患者也大多在夜间发病和死亡。

> 一日十二时辰的子午卯酉，一年二十四节气的二分（春分、秋分）、二至（冬至、夏至），为阴阳气交的枢纽，是养生最关键的时刻。

**(2) 丑时（1点至3点）肝经旺，养生的要诀在于养肝血。**

"肝主疏泄、主藏血"，"人卧则血归于肝"，丑时不能睡个安稳觉，肝脏就无法完成解毒和新陈代谢的功能，肝血就会亏耗，第二天人就会变得烦躁易怒、面色青黯、面颊容易长斑，时间长了还会引起内分泌失调、月经失调和肝病等。如果错过了子时睡觉，丑时一定要睡个安稳觉，使肝脏得到充分的休息。

**(3) 寅时（3点至5点）肺经旺，养生的要诀在于降肺气。**

"肺朝百脉"，肝脏解毒之后，将新鲜血液提供给肺，通过肺而敷布全身。"肺主气而司呼吸"、"心主血脉"，人在清晨时面色红润，精力充沛，是血氧充足的表现。有肺病的人在寅时反应最为强烈，常常会被咳嗽和哮喘憋醒。寅时养生要求有较深的睡眠，心肺功能不全的人此时要适量吸氧，进行深呼吸。

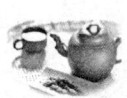

**(4) 卯时（5点到7点）大肠经旺，养生的要诀在于排便解毒。**

"卯时大肠蠕，排毒渣滓出。""肺与大肠相表里"，寅时肺气的肃降，还为大肠的排便做好了准备。经过一夜的休养和新陈代谢，身体里的垃圾必须要及时排出。因此不要睡懒觉，赶紧起床，喝杯温开水，把体内的废物都排出体外，迎接新的一天。

**(5) 辰时（7点到9点）胃经旺，勿忘吃早餐。**

胃经旺盛的时候吃早餐不但最容易消化，而且也适合人体生理功能的需要。不吃早餐不但会使正在分泌着的胃酸侵蚀胃黏膜，从而导致胃溃疡、胃炎、十二指肠炎以及胆囊炎的发生。调查表明：不吃早餐的人更容易引起肥胖，希望通过省略早餐减肥的人往往会适得其反。

**（6）巳时（9点至11点）脾经旺，保养你的"后天之本"。**

"胃主受纳"而"脾主运化"，只有脾胃的功能调和，升降顺畅，才能为人体各项生理功能提供充足的能量。"肾为先天之本"，"脾胃为后天之本"，先天素体较差的人可以通过保养脾胃而弥补先天不足。脾气主升，保养脾胃要适当运动，这样不但可使食物易于消化，而且营养得以经过脾气的升发运送到全身各处。"一日之计在于晨"，从保养你的脾胃出发，上午也应当忙碌起来。

**（7）午时（11点至13点）心经旺，要小憩休息片刻。**

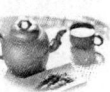

"午时一小憩，安神养精气。"中医养生提倡睡"子午觉"，子时一阳生，午时一阴生，这个时候休息有利于人体阴阳二气的交接。午时是心经运行的时间，经过一个上午的劳累，如果能够在午饭后适时小憩片刻，哪怕只是打个盹儿，稍微睡上几分钟，对身心健康也有莫大的好处，使你能够以充沛的精力面对下午的生活和工作。

**（8）未时（13点到15点）小肠经旺，养生的要诀在于摩腹以别清浊。**

"未时分清浊，饮水能降火。"小肠具有泌别清浊的作用，它可以"弃其糟粕，取其精华"，把进入肠道的水液归于膀胱，糟粕送入大肠，精华上输于脾。好多人有午饭后腹胀的毛病，这就是小肠不能泌别清浊的原因，这时可以通过摩腹来养生，同时多喝水，有利于小肠排毒降火。

**(9) 申时（15点至17点）膀胱经旺，养生的要诀在于畅通经络。**

经络为人体一身的藩篱，足太阳膀胱经从头至足循行于人体背部，为全身最长的一条经脉，具有防御风寒外邪的作用。在膀胱经背部的两条分支上，分布着与各个脏腑关系极为密切的背俞穴，对临床治疗疾病颇为重要。膀胱经养生的要诀在于平时要避免背部受凉，并且通过按摩、刮痧等方法经常排毒，保持经络的畅通。

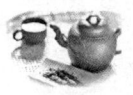

**(10) 酉时（17点至19点）肾经旺，养生的要诀在于保养肾精。**

"肾为先天之本"，藏着人体的精气，保养肾精是延年益寿的必要手段。劳累了一天，这个时候要适当运动，不要久坐，按摩肾经的俞穴可以起到事半功倍的效果。也可以结合食疗来补肾，晚饭多吃些黑芝麻、核桃、腰子等补肾的食物，性生活不要过度。

**(11) 戌时（19点至21点）心包经旺，晚饭后散步，给心脏减压。**

戌时是心包经运行的时间，心包为心脏的外膜，具有保护心脏的作用。这个时候一定要保持心情舒畅，释放心理压力。散步是心脑血管病患者最好的运动方式,晚饭后出去走一走,可以极大地降低心脏病的发作几率。晚上不要做剧烈的运动,这样可使你安然入睡,不至于失眠多梦。

**(12)亥时(21点到23点)三焦经旺,阴阳和合,百病不侵。**

三焦具有主持诸气、疏通水道的作用,如果亥时三焦经通畅,全身百脉都可以得到最好的休养生息。这个时候可以听音乐、看电视,保持愉悦的心情,营造入睡的氛围,如释重负地去上床睡觉。

一天之内除了根据十二经脉的流注次序适时养生之外,奇经八脉的养生作用也不可小视。督脉总督一身之阳经,为"阳脉之海",与脑、脊髓、肾都有着密切的联系,凡是颈椎、腰椎病,畏寒怕冷以及男性早泄、阳痿等性功能障碍等病症,都应该保养督脉。

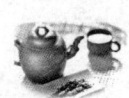

任脉总任一身之阴经,为"阴脉之海",它起于胞中,与女性的生理功能密切相关,凡月经不调、性欲冷淡、久婚不孕,以及身体发虚热等病症都应该保养任脉。

带脉在脐部绕身一周,主管子宫、卵巢等的生理功能,对女性保健极为重要,凡腹部胀满、腰脊疼痛、月经不调、带下等病症都应该调养带脉。

## 3. 经络疗法的原则与敲胆经的危害

随着人们对中医养生的重视，近年来流行起一种非常"时髦"的健身方法：敲胆经。有些患者敲胆经后病症有所缓解和改善，但有些患者却出现了明显的不适，比如出现头晕恶心、乏困无力、烦躁失眠以及牙痛等一些头面上火的症状，这是为什么呢？

> 中医治病的特点是辨证论治，医生要从患者的整体情况出发，根据病症的不同特点制定有针对性的、个性化的治疗方案。经络疗法自然不能违背这个原则。

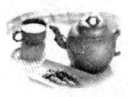

运用经络疗法，首先得分辨病症的虚实寒热，认识十二经脉的阴阳属性和主治病症的差别。十二经脉分别对应于身体内部的各个脏腑，脏腑病变可以通过经络显示出来，反之也可以依据这些征象来判断哪儿出现了问题，然后通过所属的经络来调整。

一般而言，哪个脏腑的病变当然首选其所属的经络来治疗。比如心脏的病变首选心经、心包经来治疗，呼吸系统的病症首选肺经来治疗，坐骨神经疼痛首选膀胱经来治疗。另外，可以结合互为表里的经络来治疗，比如肠胃功能紊乱可以选择与它互为表里的脾经来治疗，胆经的病变不但可以"敲胆经"，也可以"敲肝经"。

### 经络疗法注重人体气机的调整

阳经穴位多具有发散、升提气机的作用，如果气机不升出现乏困无力、精神倦怠，胃、子宫等内脏下垂等病症时，就要通过阳经来治疗；阴经穴位多具有滋阴、敛降的作用，如果出现面红目赤、头晕耳鸣、失眠多梦等病症的时候，就要通过阴经来治疗。心腹、妇科的病变属于阴虚的较多，可以通过任脉来治疗；颈椎、腰椎的病变，以及性功能障碍等属于阳虚的多，可以通过督脉来治疗。

但经络疗法绝不是简单的"头痛医头"、"脚痛医脚"，病在下可取之上，脱肛、便血、月经量多可以按摩头顶的百会穴来升阳举陷；病在上可取之下，头晕耳鸣，口舌生疮可以按摩足心的涌泉穴来引火下行。

### 哪些人可以敲胆经呢？

胆属于六腑之一，胆经循行于肢体的外侧，敲胆经可以疏通经络、排出病邪，胆经气机不畅、平素阳虚的人敲胆经不仅可以治疗胆经的病变，升发阳气，同时还可以改善胃肠功能。

> 但敲胆经总归是升发气机的，对于阴血亏虚的病人，尤其是已经出现了头晕恶心、乏困无力、烦躁失眠以及牙痛等症状的时候，敲胆经反而会损耗阴血，导致虚火上升，病情加重。

经络疗法对于实热证、外感病和病情比较轻浅的病症效果较好，而对于病情比较严重的虚证最好还是配合药物来治疗。

> 医生治病要辨证论治，一个中药处方不能治愈所有的疾病，敲胆经也不是万能疗法，盲目跟风是大众养生的一个很大的误区，因此一定要根据身体状况找出适合自己的保健方法，如果运用不当反而会害了自己！

## 4. 人体的十大保健穴位

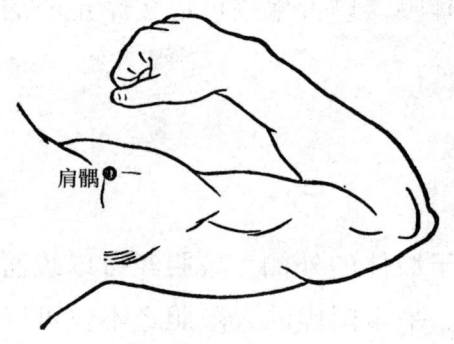

古人用"如汤泼雪"来形容针灸治病的神奇效果，就像热汤泼在雪上能够很快融化冰雪一样快捷。民间流传着"一针、二灸、三吃药"的说法，治病并非一定要使用药物。

唐太宗李世民鞍马劳顿，感受风寒落下了肩臂疼痛不能上举的毛病，享寿99岁的针灸大师甄权给他针灸肩髃等穴位，拔针后肩臂即可活动自如。千百年来，针灸的神奇疗效帮成千上万的人解除了病痛，像这样的医案记载数不胜数。

根据《黄帝内经》的记载，人体应该有365个穴位，迄今为止人们能够指出具体位置的是361个穴位。经络的循行路线颇为繁杂，要全部掌握这么多穴位的位置和针刺方法也不是一件轻松的事情。

北宋仁宗时,曾诏命翰林医官王惟一制造了两具针灸铜人,其高度与正常成年人相近,体内雕有脏腑器官,表面镂有穴位,同时以黄蜡涂封,作为医师考试和教学的教具。

但如果为了保健身体,家庭按摩自疗需要掌握的穴位并不需要这么多,我根据多年的临床实践,总结出以下人体保健的十大要穴。

### (1) 合谷

位于虎口,在手背第1、第2掌骨之间,约平第2掌骨中点处,和手心的劳宫相对。

"肚腹三里留、腰背委中求、头项寻列缺、面口合谷收。"古人的针灸歌诀总结出合谷和列缺、委中、足三里这四个重要穴位的主治病症。肠胃肚腹的疾病取足三里,腰背疼痛取委中,头侧颈项的病症取列缺,头面部的病症取合谷。

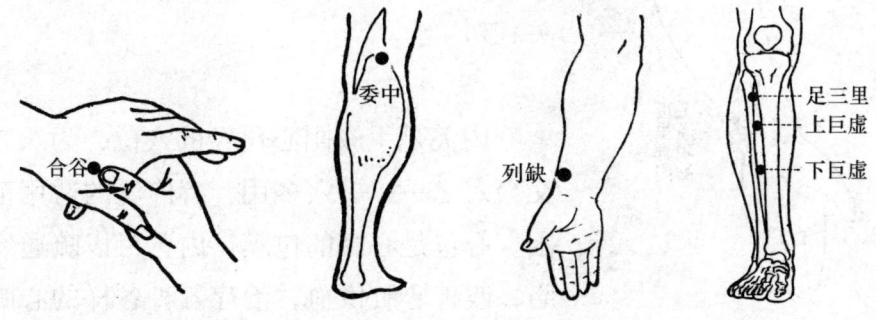

合谷能补能泻，是治病保健的重要穴位。它可以祛风散寒，疏通经络，开窍醒神，对感冒发烧、各种头痛、鼻炎、牙痛、中风不语、口眼歪斜、神昏、嗜睡都有很好的效果。合谷穴还有补气的作用，能够治疗气虚、脱证。合谷配合足三里能够补益中气，相当于补中益气汤的效果；合谷配合关元可以补气回阳，相当于参附汤的急救效果。

另外值得一提的是，怀孕期间是禁用合谷穴的，因为合谷配合三阴交有催产的作用，可以治疗滞产。妇女生产时气虚乏力，宫口难开，这时候针刺合谷用补法，三阴交用泻法，有确切的催产功效。

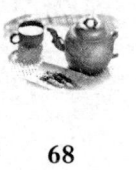

我爱人两次生产时都用了这种古老的催产方法，在扎针几分钟之后就顺产而下，避免了难产和剖腹产之苦。但可惜的是，这种简便、安全、疗效确切的催产方法在当今医院几乎已经没人使用了，剖腹产也越来越多。

## （2）内关

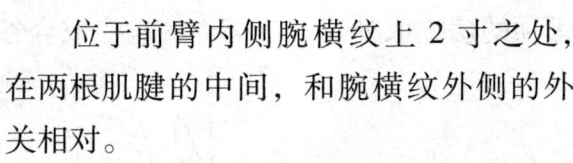

位于前臂内侧腕横纹上2寸之处，在两根肌腱的中间，和腕横纹外侧的外关相对。

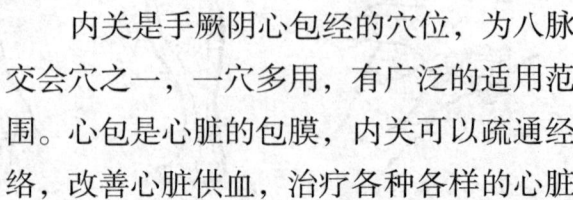

内关是手厥阴心包经的穴位，为八脉交会穴之一，一穴多用，有广泛的适用范围。心包是心脏的包膜，内关可以疏通经络，改善心脏供血，治疗各种各样的心脏

疾患，比如心悸、胸痛、胸闷等；它可以降胃气，配合足三里治疗胃痛、呃逆、呕吐、打嗝；它可以镇静安神、滋阴降火，配合神门、三阴交治疗失眠、烦躁、内热、掌心发热、出汗等病症。

经常揉按内关对于各种各样的心脑血管疾病、肠胃功能紊乱、神经衰弱等都有很好的预防和治疗效果。晕车常常表现为头晕、恶心呕吐，这是脾胃虚弱、胃气上逆的缘故，重按两个手腕内侧的内关可以有效防治晕车。

### （3）风池

在双耳后、枕骨下，发际边缘的凹陷处。

"风为百病之长"，风池对于抵御和排出风寒外邪有着不可替代的重要作用。它可以祛风散寒、疏通经络，治疗各种感冒、头痛、鼻塞等感受外邪引起的疾病，容易感冒的人经常揉按风池是预防感冒简便易行的好方法。经常保持一个姿势不动容易患颈椎病，按揉风池可以宣畅经气、舒筋活络，对颈椎病、颈项强直、疼痛等病症有很好的预防作用。

风池可以醒脑开窍、改善大脑供血，是治疗脑血管病昏迷、痴呆、失语的特效穴位，这时可以配合风府、哑门等穴位

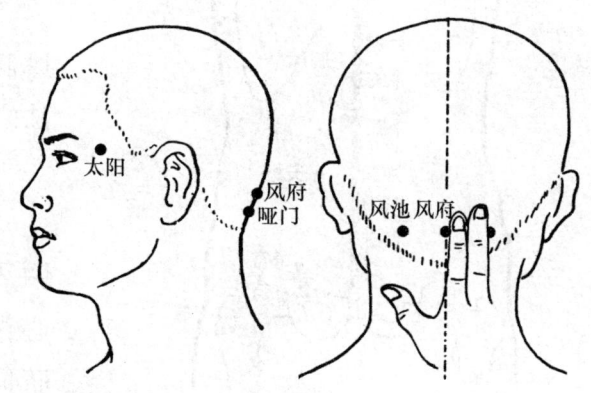

使用。风池、哑门的深部为大脑延髓，扎针时要严格掌握针刺的角度与深度，否则容易出意外。按揉风池，以指代针，既安全又有效。风池配合太阳穴还可以缓解疲劳。

### （4）神阙

神阙就是肚脐眼，位于腹部中央，是循行于人体前面正中线任脉上的重要穴位。

任脉循行于胸腹正中线，上连心肺、中经脾胃、下通肝肾，脐为任脉经气的汇聚之处，奇经八脉的任、带、冲脉都从脐部循行而过，五脏六腑的心肺、脾胃、大小肠、膀胱、子宫等都和它发生着密切的联系。小腹居于下焦的阴寒之地，为"阴中至阴"，如果饮食生冷或者腹部受凉，就会引起胃痛、胃胀、便秘、腹泻、手足发凉、小便清频、月经不调、痛经和闭经等多种病症，因此神阙的保健是防病养生的重中之重。

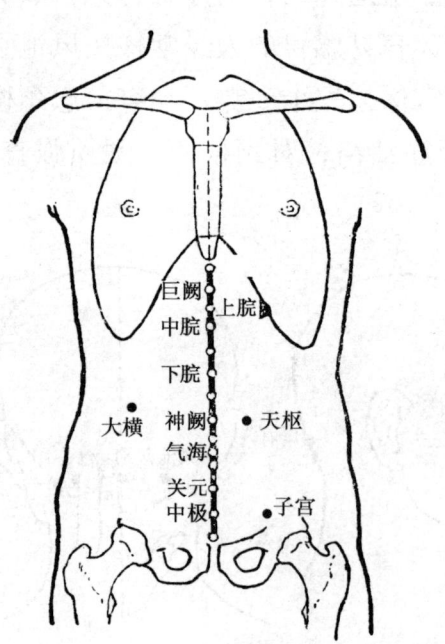

腹部应该经常按揉，摩腹是孙思邈的养生十三法之一。

先把双手搓热，然后两手相叠，掌心以脐为中心做顺时针按揉。先从肚脐向上移动到胃脘，然后再向下移动到小腹，正反方向交替各按揉数十次。以手掌整体去按，然后以手指重点按揉神阙上的中脘、神阙两边的天枢、大横以及神阙下面的气海、关元、子宫等穴位，就可以起到促进肠胃蠕动、帮助消化、温经散寒、缓急止痛等作用。如果按揉之后再加上艾盐包等热熨神阙，效果更好。

胎儿在母体子宫里的时候，脐是吸收营养的通道，出生后是外界连接体内的门户。脐的表皮角质层最薄，最易于药物的渗透吸收，是艾灸和贴敷药物的最佳场所。艾灸神阙可以驱寒回阳、培补元气，激发人体的自愈功能，对阳气不足、四肢发凉、畏寒怕冷等风湿病、五更泻、男科及妇科等病症疗效神奇。

（5）气海、关元

在小腹的正中线上，分别位于神阙下1.5寸和3寸的部位。

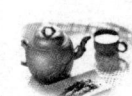

气海、关元是元气的生发地，为强壮保健的要穴。中医谚语说"生于丹田而死于命门"，就是强调保护元气对于防病养生的重要性。"丹"是延寿的种子，"田"是种子播放的地方，"生于丹田"是指保养精气才能延年益寿。丹田有三处，上丹田为两眉之间的印堂穴，中丹田为胸部两乳连线的中点膻中穴，下丹田就是气海穴和关元穴；丹田也有前后之分，气海、关元为前丹田，后腰部的命门为后丹田，是任脉和督脉交会之处、元气汇聚的部位，尤其是养生要地。在按揉气海、关元之后结合按揉命门就可以补益元气，起到强身健体、延年益寿的作用。

揉按气海、关元，对于肠胃、泌尿生殖、妇科等系统的各种病症都有着非常好的疗效。配合神阙穴下 4 寸的中极穴可以治疗尿频、尿急等前列腺疾病，增强性功能；配合中极穴旁开 4 寸的子宫穴可以治疗月经不调、痛经、带下等妇科疾病。

### （6）命门、肾俞

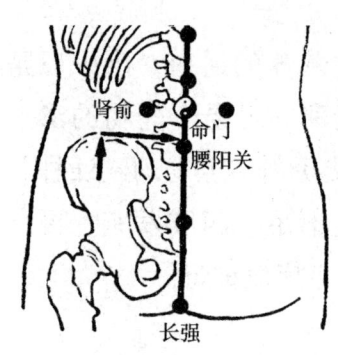

命门在背部正中线第 2 腰椎棘突下的凹陷中，肾俞在命门两边旁开 1.5 寸的部位。

命门者生命之门，是人体的后丹田。中医养生注重精、气、神的保养，肾者藏精，气在气海，命门位于后背两肾之间，与前面的神阙相对，为两肾所生的元气出入督脉的门户、生命气化的根本。

任督两脉贯穿前后正中线，与人体最为重要器官相连接，道家练气以贯穿任督二脉（即小周天）为最高境界，医家养生以前、后丹田为养生大穴，经常锻炼主治百病。

---

两腿分开与肩同宽，左右手空半握拳，放于腰际，然后一拳击打前神阙，同时一拳击打后命门处，交替进行共打三十六下，早晚各一次。力度以自己适宜为主。这样可以行气血，增元气，祛病强身，延年益寿。

肾俞是膀胱经的穴位，和命门在一条水平线上，按摩命门和肾俞可以壮腰强肾、舒筋活络，是强肾健体的好方法。把两手掌对搓发热，紧按腰眼，用力向下推摩到尾骶部，然后再向上反复按摩。这样坚持锻炼，不仅可以放松腰部肌肉，强肾固体，防治腰椎病、腰肌劳损、风湿病，迅速恢复体力，还可温肾壮阳、增强性功能，治疗阳痿早泄、月经不调、带下等各种病症。

养生防病要注意小腹和腰背的保暖，现在许多女性喜欢穿露脐装，虽漂亮一时，但久而久之会导致宫寒痛经等病症，对身体产生极大的危害。西医动手术的时候常常把麻醉部位选在命门穴的附近，好些人动手术后遗留腰背酸困、疲乏无力，这和肾气的损伤不无关系，所以对命门穴的保养应该引起足够的重视。

### （7）足三里

位于外膝眼（犊鼻穴）下3寸、小腿的前外侧。

足三里是足阳明胃经的穴位，有很强的补气作用，是人体保健的要穴。足三里配合相应穴位可以治疗多种疾病：疏通经络，治疗下肢麻木、疼痛、水肿等局部病症，可以配合阳陵泉、

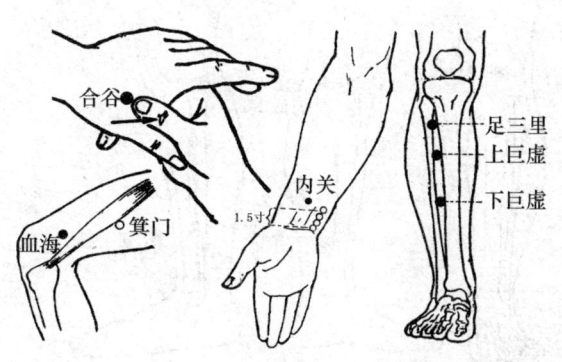

绝骨等穴；促进肠胃蠕动，治疗胃痛、腹胀、肠鸣、泄泻等各种肠胃疾病，可以配合内关、中脘、上巨虚和下巨虚等穴。配合合谷可以升提中气，配合神阙可以回阳救逆，配合三阴交可以气阴同补，配合血海可以气血同调。

脾胃是人的后天之本、营养的来源，经常揉按足三里可以补脾健胃，增强抗病能力，使你保持旺盛的精力，延年益寿，因此说"常常拍打足三里，胜过食用老母鸡"。足三里也是保健艾灸的常用部位，"若要身体安，三里常不干"，常灸足三里可以增强免疫功能、益寿强身，对肠胃、心血管系统疾病有防治作用。

艾灸足三里可以预防中风，发病后及早艾灸可以使瘫痪肢体迅速恢复功能。

### （8）阳陵泉

位于膝下小腿外侧、腓骨头前下方的凹陷处，和小腿内侧的阴陵泉相对。

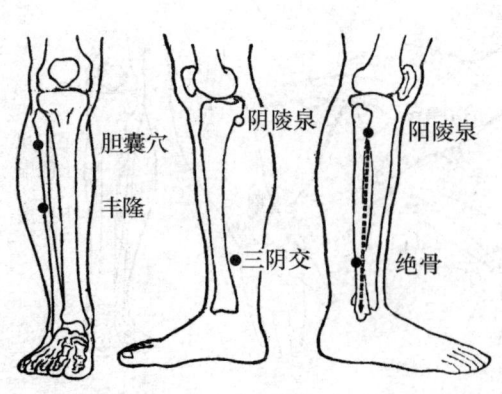

阳陵泉是足少阳胆经的穴位，可以治疗胁痛、口苦、黄疸等肝胆病变，阳陵泉下1～2寸有胆囊穴，可以配合用来治疗胆囊炎。阳陵泉位于膝下，是八会穴的筋会穴位，可以舒筋活络，治疗全身有

关筋骨的病症，尤其对于下肢的麻痹、疼痛、水肿、膝关节屈伸不利等病症效果很好，这时可以配合八会穴的骨会穴绝骨。中风后遗症下肢瘫痪，常常把阳陵泉和对侧的阴陵泉刺透，属于治疗中风偏瘫的透刺穴位之一。"人老先老腿"、"有钱难买老来瘦"，阳陵泉可以利湿浊，配合丰隆可以减肥、轻身健体，属于保健的要穴之一。

### （9）三阴交

在内踝上3寸的小腿内侧、胫骨后缘，和外踝上的绝骨相对。

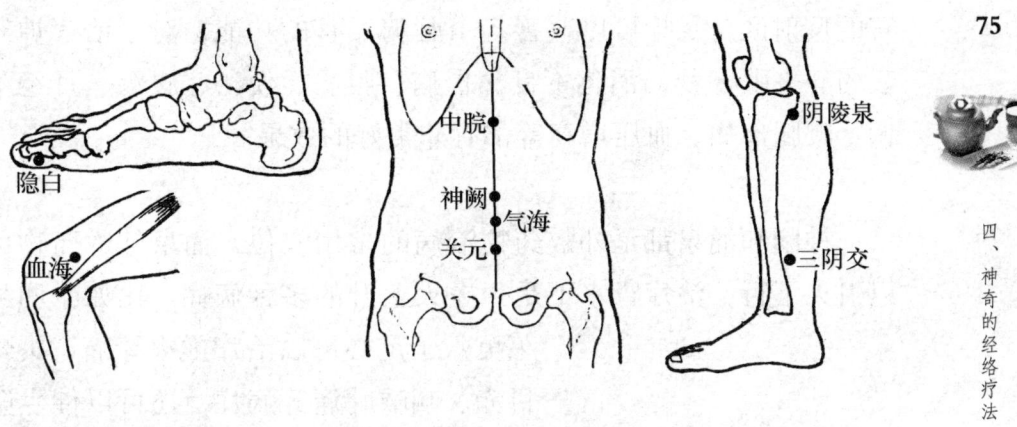

三阴交为足太阴、厥阴、少阴三条经脉的交会穴，对脾、肝、肾三经病变以及多种男科、妇科病症都有广泛的治疗作用，是保养阴血的关键穴位。三阴交配合血海、隐白可以调经止带，治疗月经不调、痛经、赤白带下、不孕症；配合气海、关元可以补肾固精，治疗阳痿、早泄、遗精、尿频等病症；配合神门、内关相当于天王补心丹，可以养心安神、滋阴降火，治疗虚火上升、失眠等病症；产后配合艾灸关元相当于生化汤，可以祛寒邪、下瘀血，用于妇女产后保健、调养身体。

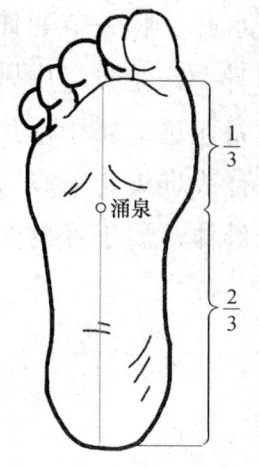

按压合谷、三阴交有明显的催产作用，因此孕妇禁用。

## （10）涌泉

在足心前1/3的凹陷中。

涌泉是足少阴肾经的首要穴位，是肾水的源泉，人体长寿的大穴。经常按摩此穴则肾精充足、耳聪目明、精力充沛、腰膝壮实不软，行走有力、性功能强盛。脚底集中了全身器官的反射区，足疗可以改善各个脏腑器官的功能，对于治疗神经衰弱、失眠多梦、消化不良、胃痛、腹胀、便秘、腹泻、月经不调、腰腿疼痛、血压增高等都有非常好的效果。

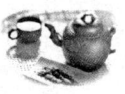

神阙和涌泉都是外敷药物治病的常用穴位。涌泉外敷药物可以引火下行，治疗肾水不足、虚火上升的多种病症。比如醋调吴茱萸敷于足心可以治疗虚火牙痛、头晕目赤、咽喉肿痛等病症，还可以催生坠胎。常按涌泉还可以开窍醒神，对脑血管病引起的神昏痴呆、中风不语、肢体瘫痪有辅助治疗效果。

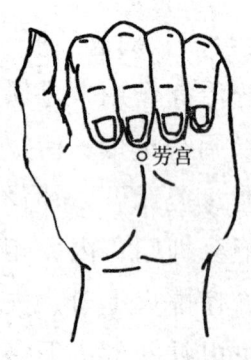

手心的劳宫为手厥阴心包经的穴位，足心的涌泉为足少阴肾经的穴位。

晚上洗脚后双手搓热，以手心的劳宫对准脚心的涌泉，右手搓左脚，左手搓右脚，反复揉搓，就可以起到交通心肾、引火归源的作用，对于心肾不交引起的失眠、遗精等病症都有很好的效果，是一个很有价值的保健方法。

中医博大精深，内涵丰富，以上十大保健穴位只不过沧海之一粟。经常应用的简便穴位疗法还有许多，笔者将在以后的专著中继续介绍。

## 5. 经络养生，方兴未艾

经络穴位疗法特别重视背部的穴位。督脉是阳气的总督，在它的循行路线上自下而上分布着长强、腰阳关、命门、大椎、百会等28个穴位，对调节和振奋全身的经脉气血都起着重要的作用。背部不仅有督脉与脑和脊髓密切相连，在督脉的旁边还循行着人体十二经脉中循行路线最长的膀胱经，膀胱经上的背俞穴对应着人体五脏六腑，如肺俞、心俞、肝俞、胆俞、脾俞、胃俞、肾俞等，是脏腑经气输注于背部的穴位；督脉两侧还分布着外科鼻祖华佗所发现的、闻名后世的"华佗夹脊穴"，可以

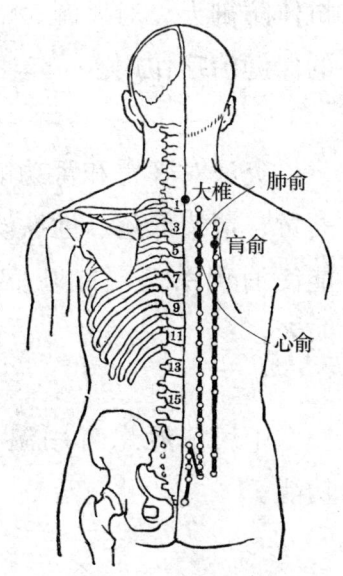

用来治疗全身上下肢以及内脏器官的多种疾患，是防病养生的关键部位。

民间捶背、刮背、踩背都是旨在刺激背部的经络穴位，可以行气活血，舒经通络，调节脏腑功能，防治疾病。

> 我们平时可以沿脊背柱两侧进行轻击和拍击或虚拳叩击，宜轻不宜重，力求协调，均匀有度，自上而下或自下而上轻轻扣击，每日1~2次，每分钟80下为宜。

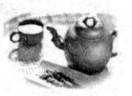

艾灸是将点燃的艾条对准穴位熏治的一种治病保健方法，由于其保健功效显著而历来备受推崇。孟子就说过："犹七年之病，求三年之艾也……"孙思邈也很重视艾灸的保健防病作用。艾灸最大的特性是利用药物的温热之性，回阳救逆、温经散寒，增加机体防御力，对风湿、消化、循环、生殖等各系统病症均有极好的保健治疗作用。

灸法对脾胃和肾功能有明显的强壮作用，凡饮食不思、面色萎黄、情绪低落、性欲淡漠者可以灸足三里、神阙等穴位，不但能使消化系统功能旺盛，增强性功能，还可以美容养颜，抗衰防老。

中风偏瘫患者用温灸越早越好，可以使瘫痪肢体迅速恢复功能。

> 需要注意的是，阴虚内热的人是不适宜用艾灸的，因为它毕竟有温补作用，可以增加内热，使用不当容易上火，导致病情加重。

经络穴位疗法属于自然疗法、绿色疗法，不仅疗效神奇，而且没有药物的毒副作用，正在受到越来越多的热爱生活的人士青睐。

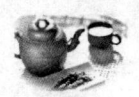

# 五、易学实用的耳穴疗法

> 耳针可以治疗多种病症，对心理减压也很有效，戴安娜王妃生前曾定期接受耳针治疗，在她左耳上经常扎着 4 枚银针，以克服精神抑郁、保持心态平衡和控制食欲。俄罗斯首富阿布拉莫维奇从小深受肥胖之苦，他的左耳穿着一根长约 1 英寸的银针，以抑制过于旺盛的食欲。耳疗为什么会深受人们的青睐？一只小小的耳针真能带来这么神奇的效果吗？

## 1. 小小的耳朵是整个人体的缩影

通过耳朵来治疗疾病并非今天的发明，它有着悠久的历史。在孙思邈的《千金方》中就有给耳道塞药来治疗黄疸、寒暑疫毒的记载，历代医学文献都有介绍通过针灸、按摩耳朵防治疾病的方法。耳疗为什么能够治病？耳朵与人体脏腑有着怎么样的联系呢？

人体不但分布着十二条经络和 365 个体穴，耳朵上也分布着众多穴位，可以治疗全身疾病。《黄帝内经》指出："耳为宗脉之所聚"，即耳朵是全身经络的汇集之处，五脏六腑的精气都通过十二经脉而汇聚于耳。中医理论认为，"肾为先天之本"，"肾开窍于耳"，一个人的先天禀赋是否充足，可以通过耳朵反映出来。

耳朵的外形与母体中胎儿的形状很相似，是个"缩小了的人形"。山东大学张颖清教授的全息理论认为，人体的每个局部都是整个身体的缩影，耳朵也是如此。

> 耳廓好像一个倒立的胎儿，头部朝下，臀部朝上，四肢在耳朵的外缘，内脏在耳朵的中间。与头面部相应的穴位分布在耳垂上，与内脏相应的穴位集中在耳窝之内，与躯干和四肢相应的穴位分布在对耳轮和耳舟上。

"麻省虽小，五脏俱全"，全身的内脏器官如肝、心、脾、肺、肾、大小肠、前列腺、子宫等以及大脑、颈椎、腰椎、乳腺等都在耳朵上有相对应的穴位，耳朵与内脏器官和全身组织不断进行着信息传递。

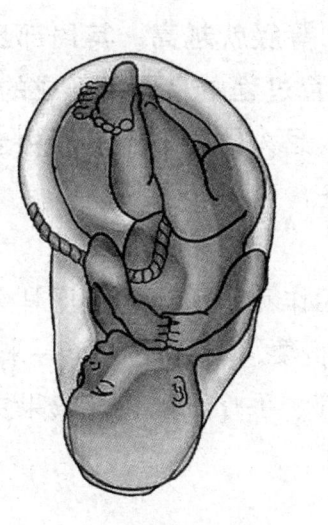

耳穴胎儿图

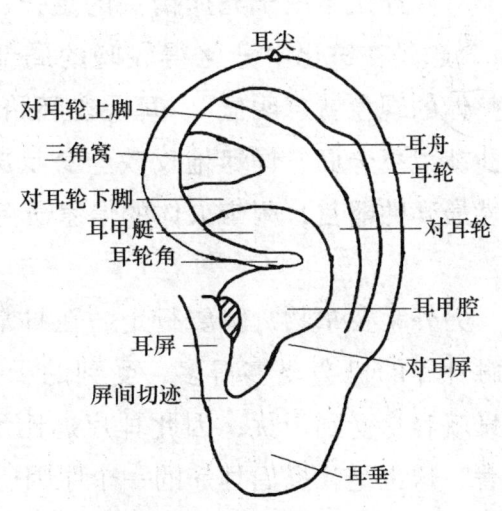

耳廓示意图

耳穴可以用来诊断疾病。当身体某部位患病时，病理信息即通过相对应的耳穴反映出来，形成充血、发红、压痛、起皮、脱屑、隆起、结节、电阻变低等阳性反应点。有经验的医生通过看耳朵，就可以了解你大概的身体状况。对于有些疾病而言，耳穴所出现的阳性反应甚至比本人的自我感觉还要早，因此耳穴有提前预测疾病的功能。比如一些神经性、功能性病变，用现代仪器可能都无法检查出来，耳穴却可以显示出来，因此有特殊的诊断价值。

耳穴更可以治疗疾病。通过刺激与病变部位相对应的耳穴，可以反馈性地调节脏腑、经络的失衡，恢复正常的人体生理机能，从而消除疾病。在实践中还发现，耳朵上有对某些病症有特殊治疗作用的穴位，如可以镇静安神的神门穴，可以调整血压的降压点和升压点，能控制吃饭和饮水的渴点和饥点，以及有多种治疗作用的耳尖穴等，都有确切而显著的疗效。

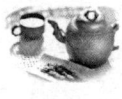

耳穴疗法不同于充斥街头的足疗、手疗等。根据生物全息规律，"越是在进化中分化得较晚的局部，等级就越高，其局部反映整体的现象就越明显"。耳朵在胚胎发育过程中是最后形成的，因此就能更全面、详尽地反映全身状况，是人体众多全息胚中全息性最强的器官，附带人体的信息最完整。

另外手要拿物，脚要行走，在日常工作和生活中手足比耳朵接触外界的机会要多得多，受到的干扰也要多得多，这样一来，信息就容易受到干扰，因此耳疗远比足疗、手疗更敏感，效果更显著。这也是我提倡耳疗的一个原因所在。

要轻松、休闲，做足疗；要治病、养生，做耳疗。

## 2. 常用耳穴的位置和应用

要找到具体的耳穴位置并不难。现今已经发现的耳穴大约有200多个，其实对于一般家庭的保健治疗来说并不需用这么多，在此我介绍一些常用耳穴的取穴方法和功能主治。

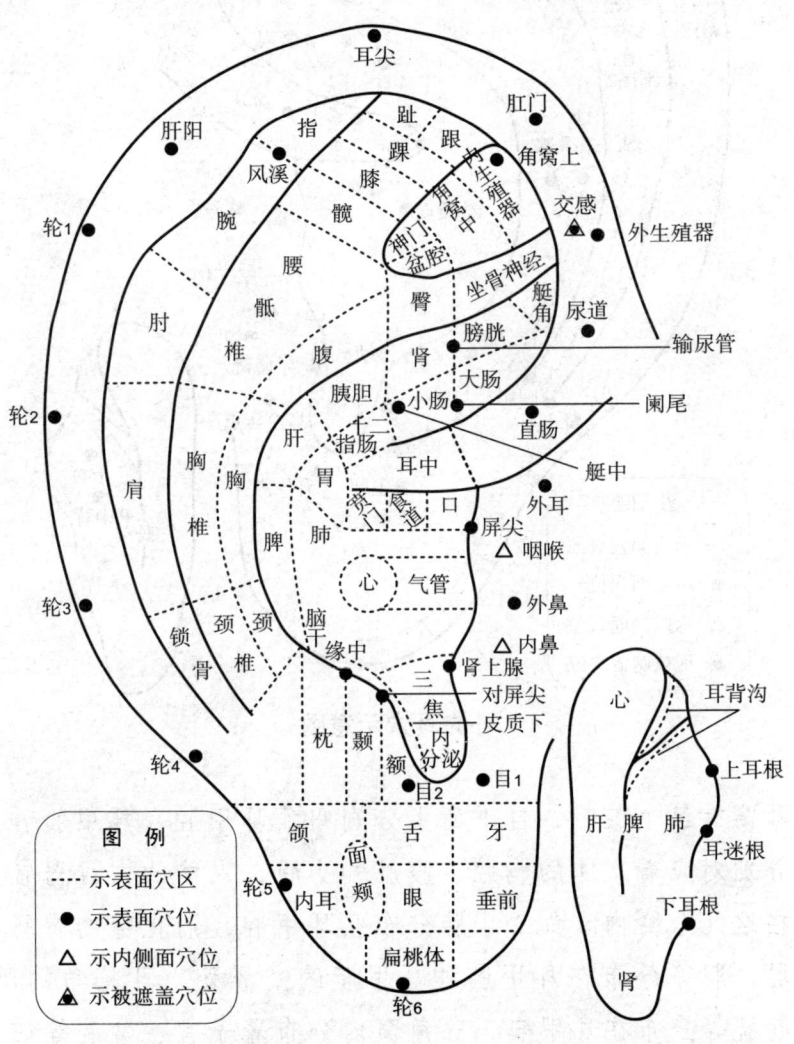

耳穴标准化方案穴区分布示意图

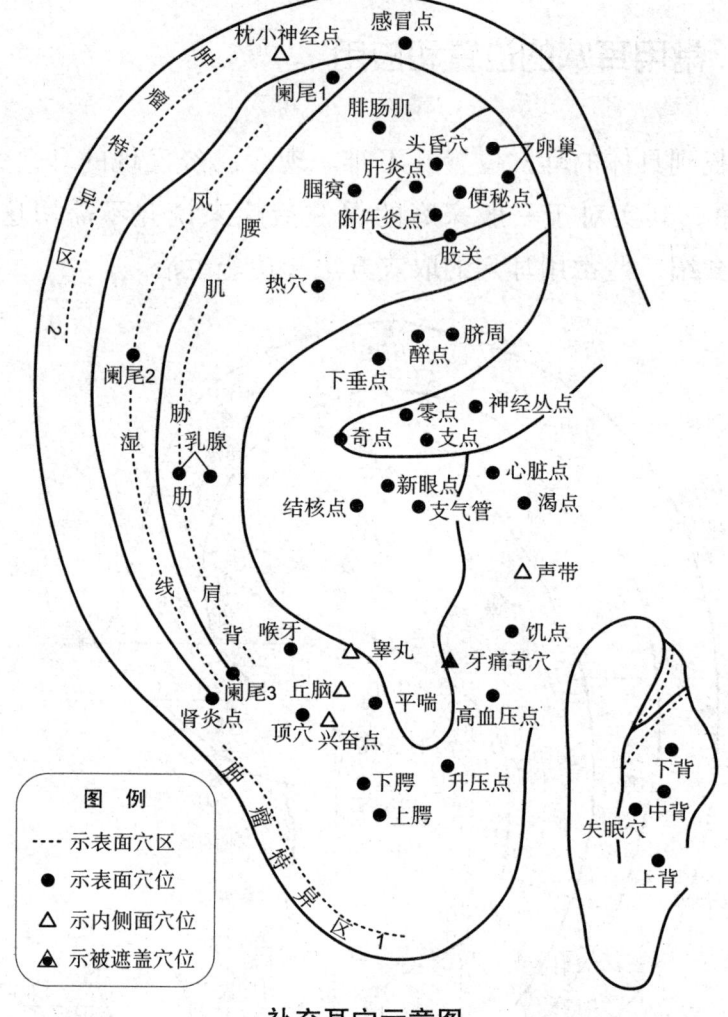

**补充耳穴示意图**

耳窝有三个腔隙，自下而上分别叫作耳甲腔、耳甲艇和三角窝，分别对应着人体的胸腔、腹腔和小腹，人体的内脏器官主要集中在这几个窝内。如心、肺分布在耳甲腔，消化道的胃肠以及脾、肝、胆等分布在耳甲腔和耳甲艇的交界处、耳轮角的周围，肾、膀胱等分布在耳甲艇，三角窝内分布着子宫、盆腔等妇科器官，神门和便秘穴也分布在三角窝内。

【心】在耳甲腔正中心的最凹陷处，对气管、肺等穴位的选取有坐标意义。心穴可以诊断心脏疾患，心脏病患者在此区往往会出现粟粒状的凸起。心穴可以治疗心脑血管病、神经衰弱、失眠多梦以及口舌生疮上火等的病症。

【肺】围绕在心穴的周围，是呼吸系统的主穴。肺穴可诊断和治疗肺炎、气管炎、支气管哮喘、肺结核病等，还可治疗颜面浮肿、皮肤瘙痒、长痘、便秘等。在心、肺穴的前面接近耳孔的位置是气管穴，可以作为肺穴的辅助穴来运用。

【胃】围绕耳轮角的周围分布着消化道的穴位，其中在耳轮角下面从前到后依次是口、食道、贲门，在耳轮角尽处的拐弯处是胃；耳轮角的上面从后到前依次是十二指肠、小肠、阑尾、大肠，然后转出到耳轮的起始处是直肠，再向上是外生殖器、尿道、肛门、痔疮等穴位。

胃穴是诊断各种胃病的穴位，配合贲门穴、十二指肠穴可以治疗胃痛、呕吐、消化不良、食欲不振、肠胃功能障碍等，也可治疗失眠、牙痛。小肠穴不仅可以治疗腹泻，还是治疗心脏病的辅助穴位。大肠穴、直肠穴可以治疗便秘。直肠穴、肛门穴和痔疮点可以治疗痔疮，有痔疮的人在肛门穴和痔疮点往往会出现黑色素沉着。

【艇中】位于耳甲艇的正中间，对应肚脐，是诊断和治疗腹胀的重要穴位。可以通利二便、消除水肿，是减肥的主穴。

【脾】在胃穴的后下方，耳甲腔的外上方，和肝穴上下相对。

根据中医藏象学说，它可以治疗脾虚引起的多种病症，如食欲不振、消化不良、腹胀、腹泻、头晕失眠、四肢无力、月经量多或少、血液病等。

【肝】在胃穴的后上方，耳甲艇的后下方，和脾穴上下相对。是诊断和治疗肝胆疾患的主要穴位，肝硬化、脂肪肝患者的肝穴往往会出现隆起和结节。根据中医藏象学说，此穴可以治疗肝郁气机不畅引起的多种病症，如情绪抑郁、急躁易怒、头晕目赤、迎风流泪、两胁胀痛、乳腺增生、月经不调、痛经、卵巢囊肿等，还是治疗神经精神类疾患、中风偏瘫、胆结石的主要穴位。

【乳腺】分布于对耳轮胸椎两侧的斜坡上。有乳房病的患者此穴可以出现小米粒大小的凸起，是诊断和治疗乳腺炎、乳腺增生、乳房胀痛的主穴，经常配合神门、肝穴来使用。

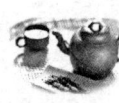

【胰/胆】位于耳甲艇后上部的拐弯处，在肝、肾穴的中间，左耳为胰穴，右耳为胆穴。有胆结石的患者此处往往有圆环状的隆起，是诊断和治疗胆囊炎、胆结石、胰腺炎、糖尿病的主穴。

【肾】在耳轮角的上方、对耳轮下脚的下缘分布着泌尿生殖系统的穴位，从后到前依次是肾、输尿管、膀胱、艇角等穴位，出艇角到耳轮上外接尿道和外生殖器穴。其中肾穴位于耳甲艇的后上方、小肠穴的直上方。

肾藏精，肾穴为治疗泌尿生殖系统疾病和养生保健的重点穴。可以治疗健忘失眠、记忆力下降、耳鸣耳聋、腰及足跟痛等各种骨质病变、肾炎、水肿、五更泻、遗尿、遗精、阳痿早泄、性欲淡漠、月经不调、早衰、闭经、更年期综合征等病症。肾穴配合艇角、前列腺穴对治疗前列腺炎、前列腺肥大、尿道炎、性功能障碍、女性附件炎等疾病有非常好的疗效。

【神门】位于三角窝外 1/3、对耳轮上脚的下缘。是三角窝内最主要的穴位，有镇静安神、消炎止痛的作用，可以治疗神经衰弱，失眠多梦，各种神经性疼痛如肋间神经疼、三叉神经疼、坐骨神经疼、痛经、关节疼、肌肉疼等，可以辅助治疗各种急慢性炎症如肺炎、口疮、胃炎、肾炎等。神门穴配合饥点、胃穴还可以抑制食欲，是减肥的重要方法。神门穴是应用最为广泛的耳穴之一。

【子宫】位于三角窝内前方的中点，是子宫等妇科疾病的特定穴位。可诊断妇科、泌尿系统的多种疾病，如子宫肌瘤患者可见此处有圆形凸起。此穴可治疗月经不调、痛经、附件炎、盆腔炎、白带过多等病症。

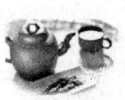

三角窝内神门穴的下方、对耳轮下脚的上缘是盆腔穴，盆腔穴的前方是便秘穴，子宫穴的上方是降压点，都具有非常重要的治疗作用。

耳朵的外缘叫作耳轮，在耳窝的边缘把这三个腔隙围起来的部分，和耳轮相对，因此叫作对耳轮。对耳轮的主干相当于人体的脊柱，自下而上分布着颈椎、胸椎、腰椎等穴位；对耳轮向上有个分叉，形成对耳轮的上脚和下脚，对应着下肢的坐骨神经，胯、膝、踝、趾等部位。对耳轮和耳轮之间那个狭长的区域叫作耳舟，自下向上分布着肩、肘、手指等穴位。

【脊椎】分布在对耳轮上。对耳轮以胸、腹腔为界可以分为三段，自下而上分别对应着颈椎、胸椎和腰骶椎，可以诊断和治疗相应部位的疾病。脊柱如果发生病变，如出现颈椎病、腰椎病等，会引起对耳轮凸凹不平，如颈椎病则显示为米粒状的凸起，腰椎病则显示为条索状的凸起或者结节。

【膝】位于对耳轮上脚的中点，是诊断和治疗膝关节疾病的主穴，一般配合神门、肝、肾等穴位使用。对于骨关节病症可以快速止痛、控制症状，对于急性扭伤、软组织损伤有立竿见影之效。

【过敏区】分布在耳舟的手指、手腕中间的区域。对于各种皮肤瘙痒、过敏、荨麻疹等病症有诊断和治疗作用。过敏体质的人在这个区域会有充血、发红等阳性反应。

耳珠也叫耳屏，因为它像屏风一样遮挡着耳孔，分布的穴位主要有外鼻、内鼻、内咽、渴点、饥点等。和耳屏相对，与对耳轮最下端相接的部位叫对耳屏，上面分布着"人体的司令部"大脑的穴位。有脑血管病变、大脑供血不足、神经衰弱等都在这些区域有比较明显的阳性反应。耳垂上分布着头面五官眼、耳、口、舌等穴位，另外如低血压、冠心病、耳鸣沟等还会在耳垂上显示出一条条纵向、斜向的沟，这对这些病症的早期诊断很有价值。

【内咽】、【内鼻】耳屏有上、下两个尖，上、下两个屏尖的内侧分别是内咽和内鼻穴。外鼻则位于上、下屏尖的外侧。这几个穴位分别治疗各自部位的病症，比如鼻窦炎，急、慢性咽炎等。

【渴点】、【饥点】上、下屏尖和外鼻穴形成了一个等边三角形，渴点位于上屏尖和外鼻连线的中点，饥点位于下屏尖和外鼻连线的中点。这两个穴位可以控制喝水和进食量的多少，对于糖尿病和减肥有非常重要的意义。我曾经以渴点为主治愈过一例非常严重的尿崩症患者。

【脑点】位于对耳屏尖与轮屏切迹间的中点。主治各类脑血管病、脑供血不足等。

【皮质下】位于对耳屏的内侧面。可以诊断和治疗中风偏瘫等各类脑血管病，如脑出血患者急性期可见此处充血发红。但此穴有兴奋作用，且可以增强食欲，失眠患者慎用。

【睾丸】、【卵巢】分别位于皮质下穴的上、下方，是大脑内部管理性激素的区域，对男女性功能障碍、性发育迟缓、闭经等病症有非常重要的治疗作用。

【额】、【颞】、【枕】分别位于对耳屏外侧面的前下方，从前到后依次为额、颞、枕穴，主治各部位头痛、失眠多梦等病症，对神经衰弱的诊断非常有价值。

【内分泌】位于耳屏和对耳屏的交界处，是内分泌、免疫系统的主穴。可以调节内分泌等人体代谢功能，治疗月经不调、闭经、肥胖症、更年期综合征、糖尿病等病症。

【眼】位于耳垂的中央。主治假性近视等各类急慢性眼疾，可以保健视力。

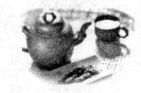

【面颊】位于眼穴的后上方。主治面瘫、三叉神经痛、痤疮等面部病症。面颊穴放血是消除斑、痘的有效方法。

【内耳】位于面颊穴的后方。主治耳鸣、耳聋、中耳炎、耳源性眩晕等疾病。对于神经性耳鸣、耳聋，药物治疗效果并不好，贴压耳穴不失为一个较好的治疗方法。

【扁桃体】位于耳垂的最下端。主治急性扁桃体炎，放血可以快速消炎止痛，有立竿见影之效。

【低血压沟】、【冠心沟】、【耳鸣沟】这三个沟从前到后分布在耳垂上，其中低血压沟是从屏间切迹向下的一条纵沟，冠心沟是从屏间切迹至扁桃体的一条斜沟，耳鸣沟是从屏间切迹后下方斜向内耳的一条斜沟。特别是冠心沟对冠心病的早期诊断有特殊意义，因为冠心病早期心电图不一定能检查出来，而耳穴可以提前预知。

【降压沟】位于耳朵背面，是由内上方斜向外下方的凹沟，有降压作用。

【耳尖】把耳轮由后到前对折，耳朵的最高点就是耳尖穴。耳尖穴可以治疗多种病症，是一个很特殊的穴位，后文将重点介绍。

## 3. 耳穴保健和治疗方法

### 耳朵保健操

◆ **全耳按摩法**：双手掌对搓摩擦发热，五指并拢，手指朝脑后方向摩擦耳廓前面，然后再向前将耳廓反折摩擦耳廓的背面，反复数次使耳廓发红发热。这样可以按摩到耳廓前后的耳穴，起到疏通经络、调和气血、促进新陈代谢、增加免疫力的作用。

◆ **手摩耳轮法**：用拇指指腹和食指的侧面对捏耳轮，先从下向上，然后再从上向下推摩耳轮，使之发红发热。这样可以强筋骨、利关节、健骨髓、聪耳明目。

◆ **提拉耳尖法**：用双手拇指和食指对捏耳尖，向上揉、捏、提拉，以间接牵拉整个耳廓及耳根部，从而调节血压，使人气血流通、身轻脑健。

◆ **耳背按摩法**：用食指、中指贴于耳廓背面，从下向上反复摩擦耳背使其发红发热。这是高血压患者的良好保健方法。

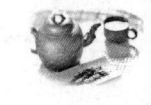

### 耳穴探查方法

用火柴棒或者圆珠笔，以均匀的压力，在与疾病相应的耳廓部从周围逐渐向中心探压。或者自上而下、自外而内进行普查，耐心寻找充血、发红、结节等阳性反应，不放过蛛丝马迹。当有压痛点时，被测者会有皱眉、眨眼、呼痛等躲闪反应。治疗前首先对照耳穴图找出穴位的大概位置，然后进行按压，在寻找到的压痛点上进行贴压效果最好。

### 耳穴贴压方法

耳穴贴压就是根据病症的不同，在相应耳穴上用胶布贴压中药王不留行（中药房有出售）和磁珠的保健治疗方法。相对于耳朵按摩来讲，耳穴贴压更有针对性和治疗作用，效果更好。而且简便易行，自己在家里就可治疗。

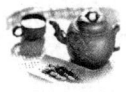

先把胶布剪为小块，然后把王不留行或者磁珠置于胶布的中央，根据自身情况选好穴位，把贴有王不留行或者磁珠的胶布按压到穴位上，用力按实。

贴好后用手指轻压1~2分钟，以使贴紧不掉。根据病症的不同，每次选取7~8个穴位为宜，不要一次取穴太多。既可以贴一侧耳朵，也可以两耳交替贴压，3~5日换贴1次，中间休息1~3天，10次为1个疗程。贴后要进行力度均匀的按压，至耳廓发热、面颊部有感觉为度。要注意每个疗程结束后一定要有间隔，不可连续贴压使耳穴"疲劳"，以至于降低疗效。

### 耳穴放血方法

先搓揉耳部使其充血，用酒精棉球常规消毒后，在耳尖、面颊等耳穴处用三棱针点刺放血，或者用刀片划破使其自然流血，每次可以放血三五滴，也可以数十滴，最好每次选一侧耳穴，双耳交替进行，每周可放血2~3次，10次为1疗程。耳穴放血要注意消毒，最好在专业人士指导下进行。

## 4. 耳穴疗法的适应症

我之所以对耳穴情有独钟，完全是从自己的亲身经历开始的。

  1989年我刚开始学习中医的时候，因为每日久坐读书而患上了痔疮。当时经济拮据，实在舍不得为了这么一点小恙去医院。偶然看到一本专讲耳穴的小册子，抱着试试看的心理，照猫画虎，就在耳朵上的痔疮、肛门、直肠等穴位狠劲地掐，没想到掐了一两天之后肛门竟然轻松多了！不到一个礼拜我的痔疮肿痛就被我"狠心"地掐好了。五六年后，有一段时间门诊病人特别多，而且还要骑自行车出诊，痔疮有点小发作，因为有了以前的经验，刚一发作我就赶紧掐耳穴，三四天后就好了，直到今天再也没有复发！

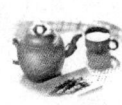

根据20多年应用耳穴的临床经验，我总结出耳穴对于以下病症疗效确切：神经衰弱、失眠多梦、头痛头晕、感冒咳嗽、鼻炎、咽炎、肠胃不舒、便秘、腹泻、内分泌紊乱、长斑、长痘、肥胖、乳腺增生、月经不调、颈椎腰椎病等。这些病症可以归结为以下四类，是耳穴调理的优势。

**第一类**：耳穴可以调节神经功能，镇静安神，治疗有关神经精神方面的病症。随着生活节奏的加快，工作压力增大等各种原因，处于亚健康状态的人越来越多，尤其以出现神经、精神异常的人群最为多见，表现为失眠多梦、情绪烦躁、疲倦乏力、健忘、偏头痛、心悸、耳鸣耳聋等。

充足而有质量的睡眠是身体健康的重要保障，好些女性就是因为没有一个好的睡眠，情绪烦躁、精神抑郁，从而影响了夫妻感情，导致家庭不和。我曾经治疗过这么一位女性，当给她贴上耳穴后，她的睡眠从此好转，吃饭好转，人变得有精神了，以前脸上老是阴森森的，治疗后一见人就主动打招呼，抑郁的情绪随之消除。

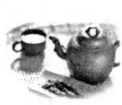

好些人长期吃安定，结果产生了抗药性和上瘾症状，睡眠质量仍然不是很好，而贴压耳穴一次大多数人即有明显效果。好多人高兴地说："我十几年都没有睡过这么甜美的觉了！"还有一位在影楼工作的女孩经常早醒，一晚仅能睡四五个小时，给她贴压耳穴后竟然睡得醒不来，连续几天上班迟到。

耳疗可以调节神经功能，使人体生理保持正常的兴奋和抑制，恢复正常的生理周期，这些病症即可自然消失。中医理论认为，人的情绪和内脏功能有着密切的联系，比如"心主神明"、"脾主忧思"、"肝主怒"等，耳穴正是通过调理内脏功能而达到治疗神经衰弱和调理情绪的目的。

**第二类**：耳穴有很好的消炎、止痛效果，能够缓解、改善和治疗如感冒咳嗽、鼻炎、咽炎、支气管炎、肠胃炎、前列腺炎、泌尿系感染等人体多个系统的炎症，而且无毒副作用，是最好的

"天然抗生素"。

感冒发烧是四季常见病，经常吃感冒药只会使身体越来越虚弱，预防和治疗感冒的关键在于调节生理机能，提高自身的抵抗力。耳穴上有个感冒点，不论对于预防还是治疗感冒都有很好的疗效。

我在一次耳穴讲座的时候，有位妇女感冒了咳嗽喷嚏连连，我走过去询问，她说吃了好几天的西药了都没有效果。于是我给她贴上耳穴，几分钟就开始见效，咳嗽轻了，喷嚏少了，等讲座结束的时候，她的感冒症状已经完全消失。她拉着我的手感激地说："没想到耳穴的疗效这么神奇！"

我们刚搬家到西安的时候，楼上的小孩患急性结膜炎，眼睛红肿疼痛，到医院输了三天的先锋霉素都没有好，他妈妈问我有没有什么好的方法。我爱人给小孩在耳尖上放血，结果第二天红肿就消下去了！

我门诊的楼上有位外语老师患带状疱疹，打了几天抗病毒的针都没有效果，疱疹却长到眼睛里面去了，疼得她眼泪直流。我给她贴压耳穴后又在耳尖放血，几分钟后疼痛就开始缓解，连续治疗了几次后疱疹彻底痊愈。我用这种方法治疗好的急性炎症性、神经性的疼痛病症不胜枚举。

耳穴的消炎、止痛效果对于缓解和治疗颈椎病、腰椎病、关

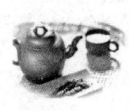

节疼痛、软组织损伤等病症有十分理想的效果，可以促使局部的充血、水肿、炎症消失，快速止痛，恢复肢体关节的功能。一般的落枕、颈椎病、脖子不舒服、急性扭伤、腰肌损伤、软组织损伤，用耳穴治疗基本上几分钟就可以使疼痛消失，有立竿见影之效。好些人治疗前疼痛难忍，治疗几分钟后就活动自如，来的时候一瘸一拐的，治疗后就轻轻松松地走出去了。

运动员平时应该怎么样保养身体？经常过量的运动对关节、软组织都是一种损伤，需要得到及时的恢复休整，耳穴既可调理内脏，又可恢复关节功能，缓解疲劳，是一个不错的治疗和保健方法。不仅如此，根据我的观察耳穴可以在短期内提高肌肉力量，再加上耳穴调节神经、情绪的功能，在赛前贴压耳穴对运动员提高成绩应该有效。而且耳疗不服用药物，没有副作用，不违禁，我期望和相关人士合作，进行这方面的课题研究。

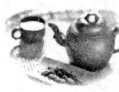

**第三类：** 耳穴可以调节肠胃蠕动，缓解和治疗消化道各种炎症和肠胃功能紊乱。如恶心呕吐、消化不良、不思饮食、嗳气、泛酸、胃痛、腹胀、便秘、腹泻等。

西安电视台某记者吃饭冷热不均，突发胃疼，来门诊后疼得直叫。贴上耳穴，使劲一按压，不到两分钟，他自己都奇怪地叫出声音来："嗨，就是不疼了，比吃药打针还顶用，还快！"

耳穴还可以止呕，乘车前贴压耳穴可以防治晕车。

耳穴有双向调节作用，既可以治疗失眠多梦，也可以治疗嗜睡、睡眠过多；既可以促进肠胃蠕动，增进食欲，同时根据所取穴位的不同也可以抑制食欲。好些女士和儿童患了厌食症，贴压贲门、十二指肠等穴就可以促进食欲；好些小孩喜欢吃零食，吃饭没有规律，贴耳穴后吃饭也逐渐变得有规律了。

有些人发胖是因为生活不规律，食量过大，特别是经常熬夜、晚上吃得太多，贴压耳穴后一旦吃多了就会有一种饱腹感，甚至恶心，从而可以很好地抑制食欲。我给一位女士减肥时，给她贴压神门、饥点、胃等耳穴，不仅使她较早入睡，还抑制了其亢进的食欲，对减肥非常有效。

耳穴对便秘、腹泻都有很好的调节作用。曾经治疗过一个房产中介的女孩，稍微饮食不慎就腹泻，氟哌酸不离身，用耳穴治疗一次后当天就没有泄泻，经过多次治疗后终于痊愈。

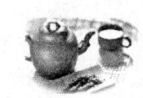

有个学生，20多天不大便，吃饭还正常，到医院检查也没有异常发现，吃药也没有效果，但给她贴压耳穴后很快就大便通畅了。

有些人便秘经常吃泻药，特别是吃一些寒凉的药物，这不仅会对胃造成损伤，还会损伤身体的阳气，久而久之会造成面色黯淡无光，用耳疗既可以通便排毒，也可以调理内脏功能、改变面色，从而达到美容的效果，真是一个不错的选择。

**第四类**：女性常见疾病，诸如内分泌失调、肝气郁结、情绪烦躁、脸上长斑、乳房胀痛、月经不调、痛经、闭经等，用耳穴调理都有很好的效果。

有次上课的时候，班上一个女学生痛经，趴在桌子上起不来，我当即给她贴子宫、神门、肝等耳穴，下课后就活蹦乱跳了。

一位女性产后身体虚弱，10个月后还没来月经，给她贴卵巢、内分泌、肾等耳穴后，第二天凌晨月经就来了，她兴奋地早上一起来就打电话给我报告！

耳疗不但能治疗许多妇科病症，还能美容，使你变得美丽！耳穴好像是专为女性发明的，用耳穴调理频率最高的就是中青年妇女。因为耳疗不但可以调理身体的亚健康状态，还可以祛斑、祛痘、减肥美容。我用耳尖和面颊区放血的方法治愈了多例男女青年脸上多年的痘痘，治愈了某体育大学一位女教师脸上多年的红血丝，治愈了某政法大学一位女教师半边脸上20多年的严重黑斑。耳穴的神奇疗效将得到越来越多爱美女士的青睐。

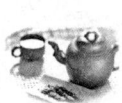

耳穴不仅可以治疗以上四类疾病，它的适应症极为广泛，全身近百种病症耳疗都有很好的效果。耳疗不仅受到年轻女性的青睐，凡体弱多病、久病、儿童、老人都是耳疗的适用人群。耳穴可以治疗小儿感冒发烧、咳嗽、厌食、遗尿等病症，可以保健眼睛，治疗弱视、假性近视等眼疾。耳疗可以预防和治疗各种心、脑血管病，可以双向调节血压、血糖；耳穴对于冠心病还可以早期发现，耳尖放血可以急救中风。耳疗还可以治疗增生和结石，对乳腺增生、前列腺增生、各种胆、肾结石都有很好的效果。

## 5. 耳尖穴的放血救命疗法

耳穴不但可以调理亚健康，减肥、美容，治疗多种疾病，还可以治疗急症，用于急救。尤其是耳尖穴放血，有多种治疗和急救作用，是一种值得推广的急救方法。

耳尖穴可以快速消炎止痛，特别对于急性结膜炎、麦粒肿、带状疱疹等疾病，出现红肿疼痛难忍，耳尖放血可以消肿止痛，立竿见影；可以退烧，感冒发烧等病症不用药物，单纯耳尖放血就可以快速降温，即使重症感冒高烧不退也可以很快缓解症状；可以治疗顽固性失眠、兴奋狂躁，一般一次放血就有较好效果。

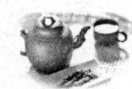

耳尖放血有很好的急救作用，可以作为高血压脑病、急性脑出血的急救方法。脑出血是个急症，病情发作的时候家属大多慌了手脚，只顾着打电话叫医生了，而不知道此刻患者的生命有一半其实掌握在家属的手里。病情刚发作的时候也就是急救的最佳时机，在叫医生和去医院的途中，血压会再次升高，脑内会出血不止，严重的脑出血几分钟、几小时就会丧失生命，即使侥幸保住命的也往往会遗留偏瘫等较为严重的后遗症。而如果自己懂得一些急救知识，把患者放平稳，然后在耳尖放血，病情急性发作的时候耳尖放血不但可以快速降压，而且体内的病邪会随着耳尖的出血而得以排出体外，这样就有效地制止了脑内出血，对患者短时间内苏醒过来和挽救生命、减少后遗症的发生都具有非常重要的作用。

我在多年治疗脑血管病的行医生涯中，就是用这种简单而富有实效的方法，使为数不少的急、危重症患者化险为夷，最终较为理想地康复。

看过《笑傲江湖》的读者都知道，剑派宗师风清扬可以柳枝为剑。真正的武学大师是不受环境和武器所限制的，任何时候都可以克敌制胜，无招胜有招。清代有个富有传奇色彩的名医叶天士，他遣方用药不拘成法，深得造化之妙，往往信手拈来而疗效神奇。耳穴疗法不影响工作和生活，随时随地都可以施治，一根火柴棒、一支圆珠笔、你的手指，不仅冠心病，其他诸如中暑、休克、疼痛、高血压、中风等，发作期都可以用耳穴来急救。我平时讲学、坐诊时耳贴都是随身带的，随时随地为患者解除痛苦，遇到一些突发急症的时候，更显示出了它的价值。

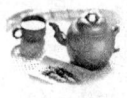

耳穴是一种无痛针灸疗法，没有疼痛和毒副作用，具有药物无可比拟的优势，但因为它过于廉价，在当今以经济利益为前提的医疗体制下，耳疗并没有受到应有的重视和应用，被大多数医院和医生弃而不用，这是非常可惜的！耳穴易学实用，不但可以保健治疗，对照耳穴图还可以自我诊断，看自己和家人的身体状况有没有什么问题，提前预防，这真是一种值得推广的养生保健的好方法。掌握了耳穴，人人都可以成为良医。

[附] 常见病的耳穴处方

感冒：感冒点、肺、神门、内鼻、咽喉。高烧可耳尖放血。
咳嗽：神门、支气管、肺、咳喘点。
失眠、多梦：神门、心、枕、胃、肾。顽固性失眠可耳尖放血。
偏头痛：神门、枕、颞、额、肝。

近视眼：眼、目1、目2、肝、肾。

牙痛：神门、颌、牙、口、胃。

胃痛：神门、胃、肝、脾。

便秘：直肠、大肠、便秘点、三焦。

腹泻：大肠、小肠、三焦、肺、肝、脾、肾。

胆囊炎、胆石症：胰胆、肝、神门、腹、胃。

遗尿：膀胱、外生殖器、肾、皮质下、脑点。

阳痿、早泄：神门、肝、脾、肾、内外生殖器、睾丸。

乳腺增生：神门、乳腺、肝、肾、子宫、内分泌。

痛经：神门、子宫、内分泌、肝、肾、腹。

月经不调：子宫、卵巢、内分泌、肝、脾、肾。

颈椎病、落枕：神门、颈、枕、肩、锁骨、肝。

腰椎病、坐骨神经痛：神门、坐骨神经、腰骶椎、肝、肾。

高血压：降压点、心、肝、神门、降压沟。急救可耳尖放血。

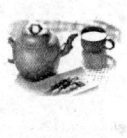

冠心病：心、小肠、神门、胸、肾、脾。

糖尿病：胰胆、内分泌、肺、胃、脾、肾。

肥胖症：神门、内分泌、口、饥点、胃、肺、脐。

荨麻疹：相应部位点刺放血、风溪、肺、心。

晕车：神门、内耳、枕、胃、肝。

戒烟：神门、口、气管、肺、内分泌。

# 六、心、脑同病，心、脑保养

> 冠心病、脑卒中、癌症已经成为当今世界严重影响人类健康的三大杀手。脑卒中后即使幸存，也大多遗留偏瘫等严重后遗症。心、脑血管病给患者带了极大痛楚，也给家庭和社会带来了沉重负担。

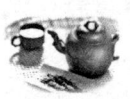

## 1. 心、脑同病

中医很早就认识到了心、脑对于生命的重要性。《黄帝内经》指出："心为君主之官"，明代医药学家李时珍认为："脑为元神之府"，清代医学家王清任更进一步地阐明"灵机记性皆在于脑"。

《黄帝内经》说："心者，君主之官也，神明出焉。主明则下安，以此养生则寿，殁世不殆；主不明则十二官危，使道闭塞而不通，形乃大伤，以此养生则殃。"心脏好比是国家的君主，是人体生命活动和精神意志的集中体现。君主英明则天下安，人就能健康长寿，一生少有病痛；如果君主蒙昧，下属各个部门的功能会因为失去管理而不协调，造成指令难行而秩序紊乱，以致发生疾病。

"心主神明"，心脏是生命的主宰，对人体各项生理功能以及精神意识、情感思维等心理活动的正常进行都起着至关重要的作用。与西医把大脑视为"人体的最高司令部"不同，中医心的功能已经涵盖了部分脑的功能在内。西医学也逐渐发现，心脏分泌的类激素样物质，会对人的思维和情绪产生某种微妙的影响。

> 报载美国有个小伙子，因为车祸心脏破裂，情急之下换了一颗猪心，令人惊讶的是，这个小伙子从此性情大变，成天躺在猪圈里，吃喝拉撒不出来了。

"心主血脉"，心脏总领管理全身的血液循行。心血经过肺气的推陈出新，再由肺布散到全身，为全身各器官的生理活动提供动力。在与全身其他脏腑的关系中，心与脑的关系尤为密切，如果没有心脏的供血为大脑提供营养，大脑的功能就会在瞬间丧失。心脏和大脑在生理上互相依存，在病理上互相影响，其病性有很多相似之处。

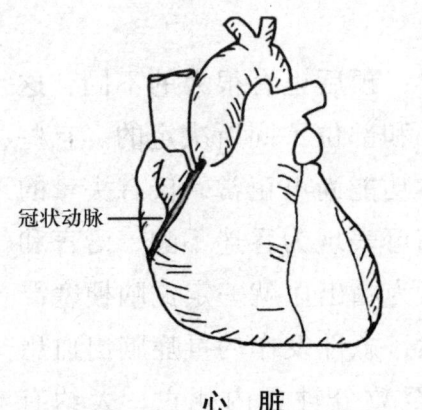
心脏

冠状动脉

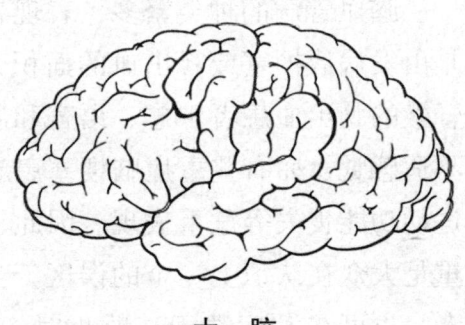
大脑

西医的冠心病属于中医"胸痹"的范畴,"痹"者,血脉闭塞不通之意。冠心病分为心绞痛和心肌梗塞两种,其共性是心脏的冠状动脉血管阻塞不通,但二者有轻重程度上的不同。冠心病患者平时会有胸闷、心悸、憋气等症状,发作的时候会出现持续性的胸痛,呈现为一种压榨性的疼痛,疼痛剧烈,同时伴随胸闷、气短、周身汗出等症状,如果得不到及时的救治,严重的在数分钟之内就会死亡。有些心肌梗塞平时甚至没有什么明显症状,患者根本不知道已经处于危险之中了;还有些发作的时候症状不典型,初期表现为胃痛等,极容易忽视病情而失去抢救的最佳时机。

侯耀文就是在吃面条后发病的,起初表现为"胃痛",但等送到医院的时候已经病危不治了!

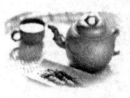

西医把脑卒中称为"脑中风",是借用中医的病名,脑血管病依据其病性的不同,可以分为两类:一类是脑血管堵塞性质的疾病,比如脑血栓、脑梗塞、脑栓塞等;一类是脑血管破裂出血,比如脑实质内出血和脑膜外出血等。

脑血管病的种类繁多,表现各异,预后也有很大的不同,这是由发病后梗塞或者出血的面积大小和部位不同所决定的。有些轻微的脑出血患者神志、语言和肢体功能尚可正常,仅有头晕的不适感觉,而有些重症脑梗塞患者却可表现为昏迷不醒、语言和运动功能丧失等危重表现。因此,认为脑出血就一定比脑梗塞严重是大众在认识上一个的误区。当然,急性发作的重症脑出血患者,也可在发病数天、数小时,甚至数分钟之内死亡。大约有75%的患者在发病后会遗留偏瘫、失语、痴呆等较为严重的后遗症,生命是保住了,但却失去了生活的自理能力,给患者带来极大的痛苦，也给家庭和社会带来沉重的负担。从这个意义上说，脑血管病更应该引起人们的重视。

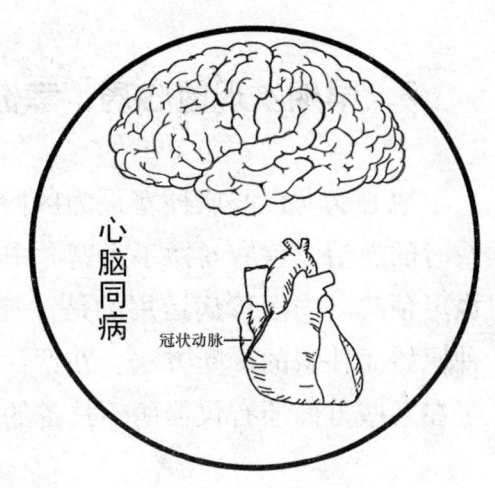

脑中风的发作是有诱因的，最常见的诱因有高血压、心脏病、糖尿病、高脂血症、高血黏滞综合征、A型行为、颈椎病等。据调查，糖尿病患者患中风的比率比没有糖尿病的高出2~3倍，尤其是患糖尿病的妇女出现脑中风的几率是普通人的5倍。糖尿病是缺血性脑中风的危险因素，糖尿病会逐渐引起大血管发生动脉粥样硬化，血液的凝固性和黏度增加，因而容易形成脑中风偏瘫。单纯高血压并不可怕，单纯颈椎病也不可怕，但既有高血压又有颈椎病，则会使脑中风偏瘫的发作几率增加3倍左右。

心脏病也是诱发中风的一个很重要原因。据统计，大约有1/4的脑梗塞和心脏有关，在各种心脏病中尤其以风湿性心脏病、冠心病、高血压性心脏病、心房纤颤和心力衰竭等引起脑梗塞为常见。其原因是：心源性的栓子脱落随血流进入脑血管而引起脑栓塞；心律失常或者心衰会导致脑部血流下降而引起脑部缺血；冠心病发作时脑血管同时痉挛而引起循环瘀滞，使脑部缺血缺氧而形成脑血栓。约有75%的脑中风患者往往会合并心脏病，心、脑同病后死亡的危险率会急剧增高，从而极大地影响到患者的预后和生存率。

## 2. 早期发现冠心病，教你认识"冠心沟"

冠心病尤以心肌梗塞最为凶险，因为如果在短时间内得不到及时的救治，就容易撒手人寰。中医认为，冠心病既可提前发现，也可预防。中医诊病运用的是"望、闻、问、切"的四诊法，这种原始而朴素的诊断方法，在西医发达的今天仍然没有过时，甚至在某些方面还有仪器所不具备的优点。

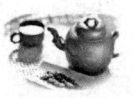

> 把心电图作为诊断冠心病的唯一方式，其实并不是完全可以信赖的，这是我要唤醒你的大脑告诉给你的第一个信息。

心脏的一些功能性、神经性的病变，患者自我能感觉到症状，但到医院做检查时刚好发作期又过了，这时心电图仍显示为正常。

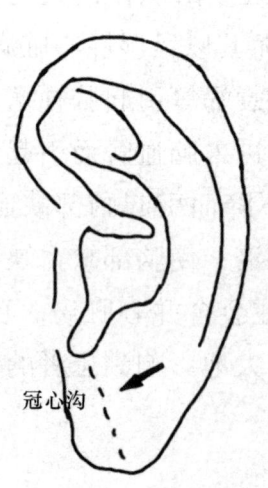

冠心沟

相反，不借助任何医疗仪器，有经验的医生却可以仅靠一双肉眼，去发现疾病的蛛丝马迹。通过观察耳垂的冠心沟来早期发现冠心病，就是这么一个人人可学、简单而实用的方法。

冠心沟：是耳垂上从屏轮切迹至扁桃体的一条斜沟。

## 3. 不可忽视的中风先兆

历代中医对于中风的预防十分重视,对发病先兆进行了认真、细致地观察。金元四大医学家之一的朱丹溪说:"眩晕者,中风之渐也";罗天益说:"凡大指、次指麻木或不用者,三年中有中风之患";清代医学家王清任记录了34种中风前先兆,如"眼睑长期跳动者,肌肉无故跳动者,一阵眼前发直、突然失忆者"等,认为出现这些症状一定要引起足够的重视,以防微杜渐。

> 偏瘫前症状:突发眩晕、突然发生剧烈头痛、呛咳、吞咽困难、突然出现半身麻木、一过性黑蒙、高血压患者突然鼻子出血,其他还有数天之内突然疲倦无力、嗜睡、耳鸣等症状。如果40岁以上的心脑血管病患者有头晕、目眩、头痛,或曾有短暂晕厥,出现单侧肢体麻木、乏力,或一过性轻瘫者,更应该引起重视。

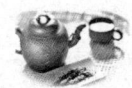

### 频繁地打呵欠是中风偏瘫的先兆症状

打呵欠是一种常见的生理现象,但如果不是疲劳所致,频繁地打哈欠则必须警惕脑中风的发生。临床发现,约有70%的中风患者发病前5~10天内就会出现频繁地打呵欠,这是因为血管硬化、管腔狭窄导致血流缓慢,使脑组织平时就处于缺氧状态,在中风的前几天,这种情况就会变得更为严重。机体会通过大脑反馈性地刺激呼吸的速度和深度,使静脉血大量回流到心脏,以改善脑供血。脑组织的缺氧程度越严重，打呵欠就越频繁。如果脑血管病人在治疗过程中出现频繁地打呵欠，则预示病情可能会恶化，应该引起足够的重视。

对于脑卒中的预后，历代中医也进行了较为详细的观察。明代针灸学家杨继洲说："夫中风者，有五不治也，开口闭眼，撒屎遗尿，皆恶症也"；宋代医学家严用和说："但发直吐沫，面赤如妆，或头面青黑，汗辍如珠，气复则生，不返则死。"《医宗金鉴》有五绝之候："手撒为脾绝，眼合为肝绝，鼾音为肺绝，遗溺为肾绝。"古人的这些详细记录，对于今天判断病情预后仍然具有重要的参考价值。

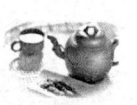

## 4. 心、脑血管病的防治与误区

辨证论治是中医的精髓，对于心、脑血管病的治疗也应该坚持这个原则，制定出个性化的治疗方案。但现在人们多习惯于把注意力局限在身体的局部上。血压高就吃降压药，而为什么血压高却不去管；血管堵塞就去活血化瘀，而为什么会形成堵塞也不去管。这都是治标不治本的方法。

### (1) 你的血压为什么降不下来？

西医认为高血压病是一种终身性疾病，患病后就必须每天不间断地服药，但这并不是治疗疾病的根本，只是把血压控制在表面数据上的正常范围而已。并不去追究导致血压增高的深层原因。

《黄帝内经》说："阳气者，大怒则形气绝，而血菀于上，使人薄厥。"薄厥是指由于精神的过度刺激，气血运行逆乱，上冲于脑，从而发生卒然昏厥的病症，也就是今天所说的脑卒中。中医很重视人的生理、情绪和心理等原因对气血运行的影响，"怒伤肝"、"喜伤心"，五志过极都会造成血压的不稳定和引起心、脑血管病的发生。好多冠心病和脑中风的急性发作都和大喜大悲等情绪有关。

中医治疗高血压要根据辨证论治的原则，根据每个人的不同情况把疾病分为肝阳上亢、肝火上炎、肝肾阴虚等类型而采取相应的方药综合调理，并不是一味地"降压"。有些症状轻微的高血压患者甚至不用服药，采用耳穴疗法、足疗、穴位贴敷和针灸等就可以达到理想的降压效果。

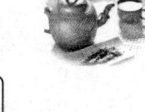

> 只要使人体的五脏调和、气血调畅，血压自然就会下降，不降压而达到降压的效果，这才是最科学、最安全的降压方法。

不合理使用降压药是诱发脑中风的一个很重要原因。

利尿是西医降压的常用治疗方法，但长期使用双氢克尿噻等利尿剂会造成血清胆固醇及甘油三酯增高、性欲丧失。复方降压片是临床常用的降压药，也含有双氢克尿噻，虽然降压效果可靠，但因为使体内水分过度丧失而引起血黏稠度增高，因此很容易形成脑血栓而发生偏瘫。

### (2) 有瘀血不可活血，阿司匹林及其他西药的危害

清代名医王清任提出"久病多瘀"、"怪病、重症多瘀"，认为瘀血是许多疑难重症的重要发病因素，提倡在临床中重视活血化瘀方药的应用。

中医的瘀血理论和西医的梗塞、栓塞等并不能划等号，它的概念更为宽泛。中药活血也不同于西药的"溶栓"，因为西药溶栓有很大的危险性，很容易导致血管破裂出血，而中药则是双向调节，有瘀血可活血，有出血可止血。而且中草药大多来源于天然植物，比西药的毒副作用要小得多。

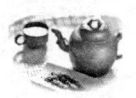

但中药活血并不是狭隘地只用那些具有活血化瘀作用的中药，有风寒郁闭时祛风散寒即是活血，有气滞不通时理气就是活血，它针对病因治疗，在临床应用中十分灵活。

> 有些患者服用阿司匹林后会有皮下青紫、牙龈和鼻子出血，大便发黑，若一旦出现食欲不振、上腹部不适、疼痛、烧灼感等症状时就应该及时停药。有消化道出血或溃疡病史，有出血倾向或者近期有脑出血者，更是不适宜服用此药的。

不仅如此，过敏体质的患者服用后可以引起皮疹、血管神经性水肿和哮喘，阿司匹林还可以导致肝损害、肾损害，因此长期服用一定要权衡利弊。

我曾经治过的一个姓雷的患者，他50岁时患脑出血半身不遂找我诊治。在针灸结合中药治疗了两个月后已经可以行走，生活基本自理了。但他后来听某西医说要每天服用阿司匹林，不服药就会复发。结果吃得胃疼烧心、大便出血，最终因为急性胃出血而丢掉了性命。

### （3）你还可以再放几个支架？

2008年底治疗一位公交车售票员，她起初因为夏季天热吹风扇过度，引起右侧肢体发麻，但运动功能完好。去医院拍片后诊断为"脑梗塞"，医生建议手术放支架。后来放了4个支架，花费七八万元，然而造成的结果是：手臂的麻木不但没有丝毫减轻，而且失去了运动功能，手指不能屈伸！医生又给她开了西药波利维，但仍然无济于事。最后医生无奈地告诉她："你还是去看中医，用针灸治疗吧。"这个患者经过我将近一年的中药结合针灸治疗，目前运动功能已经基本恢复。如果她没有盲目地去动手术，也许根本就不需要那么费事。

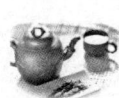

做手术放置支架来撑开狭窄的脑血管，是近年来才逐渐开展的一种新方法。由于脑血管远比心血管复杂，这一手术有着严格的适应症，一般情况下脑血管狭窄没有症状的或者狭窄程度没有达到70%的，根本不需用放支架，中西医结合的保守治疗即可达到理想效果。因为颅内手术往往有很多难以控制的并发症，而且手术后的远期效果也不明确。

即使在施行心、脑血管支架置入术后，仍然是要继续服用阿司匹林和氯吡格雷等抗凝药物最少1年的时间，否则极有可能造成支架内或者全身其他各处血栓的形成。一些从事心、脑血管病治疗的专家就遇到了很多"回炉"病人，即患者在别的地方做了介入治疗后，其他部位又发生严重堵塞，不得不再次到医院治疗。

## 5. 抢救心、脑血管病，时间就是生命

抢救心、脑血管病，时间就是生命，救治稍有不慎，即可酿成严重后遗症甚至死亡等惨痛的后果。因此掌握一些临时的急救、自救方法显得尤为必要。

对于心、脑血管病的预防和治疗，中医有着非常丰富的经验，对于心、脑血管病的急救，同样不可以把中医完全排除在急诊室的外面！

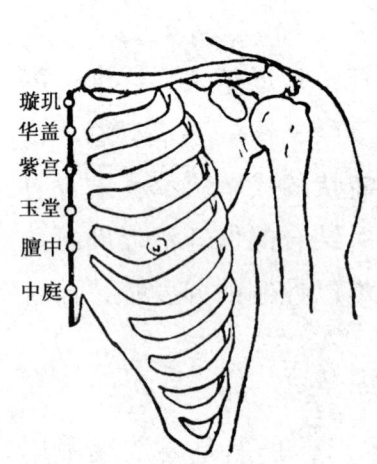

尤其是在没有药物的仓促情况之下，这些貌似很原始的方法却可以建立奇功。一点中药末，一根火柴棒，一支圆珠笔，我们的手指，不受时间和环境的限制，都可成为急救的最佳工具。

穴位按压对于冠心病的急性发作有非常重要的急救作用。任脉循行于胸腹部的中线，它在两

乳的中间有个膻中穴，还有背部的厥阴俞、心俞，平时按摩、贴敷药物可以防治冠心病，发作的时候可以用来急救。耳垂上的冠心沟可以提前诊断冠心病，按压耳甲腔的心、肺等耳穴也是防治和急救冠心病独特而且疗效确切的方法。

我一个学生出差，在火车上用圆珠笔按压耳穴成功地抢救了一个心脏病急性发作的老大爷。老大爷起初胸闷、气短，进行耳穴按压后几分钟症状逐渐缓解，令车厢的人惊奇不已。患者家属后来把感谢信送到了西安。

耳尖放血对高血压脑病、急性脑出血也有很好的急救作用。可参见"易学实用的耳穴疗法"中"耳尖穴的放血救命疗法"一文。

## 6. 中风偏瘫——需要重视的针灸疗法

"一人卧床，全家不安"，这是对中风偏瘫所造成后果的真实写照！针灸对于脑卒中后的中风不语、半身不遂有着西医不可替代的重要作用，但目前临床上有一些医生排斥中医，拖延中药、针灸的介入时间，说什么脑血管不能受到刺激，恐怕会进一步引起脑出血；有些医生则对患者根本不提中药和针灸在治疗中的重要作用，只是在治疗一两个月出院的时候才建议患者继续找中医治疗。这使患者丧失了针灸治疗的最佳时机，命虽然侥幸保住了，却遗留了肢体瘫痪的严重后遗症，丧失了生活的自理能力。

## （1）中风针灸越早越好

> 在脑卒中的早期（包括急性脑出血），究竟能不能用针灸治疗？这是一个很有必要澄清的问题。

什么是刺激呢？刺激包括良性刺激和不良刺激两种。脑卒中后首先要使患者平卧，头部略高，头歪向一侧，并保持呼吸道的通畅，以利于痰涎排出，切不可急于搬动，这是稳定病情和防止颅内出血的必要手段。如果手忙脚乱，急于搬动病人，甚至在去医院的途中剧烈颠簸，则会使病人血压波动，血管痉挛，甚至进一步引起出血，这对大脑而言就是一种不良刺激。

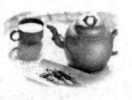

针灸是医生在准确辨识病情的基础上，运用中医经络理论学说，选择恰当的穴位，施以适当的手法，对脑卒中患者进行的一种必要的急救措施。针灸对脏腑阴阳和血管功能都是一种双向调节，有瘀血可以疏通，有出血可以止血，完全是一种良性刺激。如果针灸治疗对脑血管会造成"刺激"，那么扎静脉针、抽血化验，搬动患者频繁地检查做CT、核磁共振也就应该是刺激呢？

现代中医学家长安黄竹斋先生一生颇富传奇色彩，他铁匠出身，18岁开始才跟着书童认字，后致力于周易、天文、地理等多学科的研究，精于医学，针药结合屡起沉疴。20世纪50年代，先生曾主动要求中医研究院在西苑医院设置了中医针灸专治中风偏瘫的50张病床，针药结合进行治疗，使许多危难重症患者起死回生。

他治愈了许多国际友人，博得苏联、德国、越南等国患者的称道，受到毛主席和周总理的接见。

先生曾治愈一位中风不语、半身不遂的德国友人东布罗斯金；苏联大使尤金患半身不遂，经先生治愈后可以行走。1959年5月4日该院总结报告：针灸、中药治疗中风偏瘫150例，总有效率达91.3%。足可见针灸及中药的疗效。

在脑卒中的初期宜早日使用"醒脑开窍针法"。历代医学著作如《千金方》《针灸大成》中，通过针灸急救脑卒中的针法和医案多不枚举。实践证明，在脑卒中初期及时使用"醒脑开窍针法"，如针刺哑门、风府、人中、合谷、十宣等穴位，以及头针疗法的思维、语言、呼吸、循环等区域，不但不会造成不良刺激，而且能使患者从嗜睡、昏迷状态中快速苏醒过来。而脑卒中后的早日苏醒，不论对于肢体瘫痪还是整个病情的预后，都具有不可低估的重要影响。

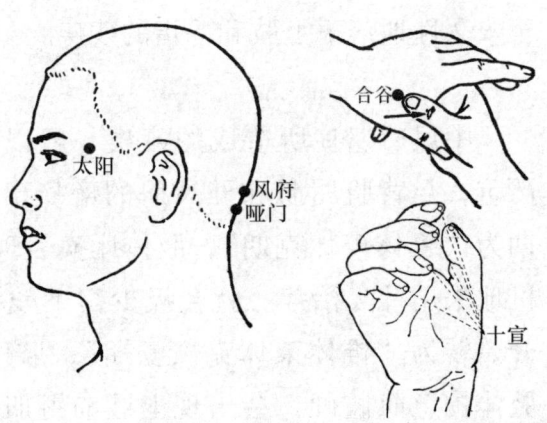

## （2）中风后为什么上肢恢复困难

> 中风后上肢功能恢复缓慢，尤其是手指精细功能的恢复是当今临床治疗中风后遗症的瓶颈所在，而忽视针灸在急性期的应用是其中一个很重要的原因。脑卒中后针灸的介入应该越早越好，这样不但可以使患者早日苏醒，而且还可以极大地减少中风不语、半身不遂等后遗症的发生。

上肢功能恢复困难的原因之二在于用药失误，忽视了祛除风邪。今人治疗脑卒中只知道活血化瘀，而不知如果有风邪闭阻经络，不祛除风邪，用再多的活血药其实都是徒劳的。根据我多年的经验，凡是发病早期及时祛除风邪的，大多不会遗留上肢瘫痪的后遗症；而如果忽视了风邪这个病因，则往往会贻误病机，甚至永久性地落下上肢和手指的残疾。

中风后遗症所造成的瘫痪一般以上肢前臂伸肌的瘫痪较为严重，足背肌屈肌和外展肌的瘫痪出现较早。脑血管病的急性期为"锥体束休克期"，肢体瘫痪表现为软瘫，此时如果不失时机地采用针灸治疗，就会极少留下残疾。如果推迟2~3周，即开始转为"锥体束休克恢复期"，肢体瘫痪从软瘫转化为硬瘫，肢体拘急而僵硬，会出现上肢前臂肌群的萎缩，特别是肩胛带和三角肌的萎缩进展很快，为数不少的患者还会发生肩关节的脱位。由此造成的后果是给肢体康复的治疗带来了极大的困难，增加了患者的致残率。不少医生只注意患者的生命安全，而忽视了肢体功能的恢复，以至于造成患者后半生必须在轮椅上度过，这是非常令人遗憾的！

### (3) 哑门穴治疗中风有特效

脑卒中后早日针刺哑门，对促使患者早日清醒和语言功能的恢复，具有其他疗法不可替代的重要作用。

  1992年我学医归来初在桑梓行医，偶遇一中风患者正在本县某医院治疗，输液50余日而病情毫无起色，经我针刺哑门等穴位一次就可开口说话，肢体瘫痪随之恢复。此案例迅速被记者采访见于当年9月的《合阳报》，题目为《赵红军治中风有绝招》，引起轰动。我从此也走上主攻中风偏瘫的行医之路。

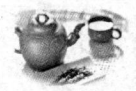

  十数年来我用这种方法治疗了许多中风不语患者，如1994年7月诊治知堡乡鹅毛村的雷某某，重症脑梗塞，昏迷18日，医院已宣判不治，在我第一次针刺后即清醒过来，开口说话。

  1995年7月诊治新池镇行家堡村李某某，64岁，CT诊断为左侧颞叶顶叶硬膜下亚急性血肿，出血量约150毫升。这是一个重症脑出血患者，多方医治无效，生命濒危，家属几乎放弃治疗，经我极力挽救，针药并施，终于转危为安，至今依然健在而且生活自理。好多患者被担架抬着前来就医，经我治疗康复后步行出院。

### （4）并非所有脑出血都要手术

脑出血并非一定就要手术治疗，对于部分案例中西药结合针灸的保守治疗可以制止出血、消散瘀血，直至病情痊愈。

2003年3月我诊治新池镇南顺村行某某，女性，CT诊断为"右侧丘脑血肿"，出血量约12毫升。患者发病较急，病情较重，一度数日昏迷。从得病当天做CT确诊后即由我一人完全负责诊治，输液、针灸与中药相结合，40余日后肢体运动功能完全康复，没留任何后遗症，生活自理，至今尚可做日常家务。

好些脑出血患者选择了手术治疗，往往遗留较为严重的偏瘫等后遗症，更应该早日接受针灸治疗。

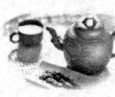

2004年9月我诊治黑池中学的种某某老师，男，63岁，经CT诊断为左侧颞叶出血60毫升，手术后遗留完全偏瘫、肌力零级、完全丧失语言功能，在某医院输液治疗40余日无较大进展。经我用针灸结合中药治疗50余日完全康复，不仅语言恢复，而且肢体运动功能完全康复，患者以前有拉二胡的业余爱好，病愈后又可以拉二胡了！这么严重的病而没有留下丝毫后遗症，前来探视的众多老师、学生都感到颇为惊奇。

马家庄乡南洼村的王某某患额、颞、顶枕区亚急性血肿74毫升，新池镇张家庄的秦某某70高龄患脑内出血6毫升，黑池镇导基村的杨某某脑实质内出血40毫升，经我治疗后皆转危为安，多年一直生活自理，甚至下地干活。

### （5）各种针法的综合运用

在医疗费用日见高涨、医患关系日趋紧张的今天，针灸因为其高效和廉价，更具有现实意义，值得大力推广和普及。

1996年3月治疗新池镇牛庄村马某某，男，36岁，澄县医院CT显示：左侧基底节区、左大脑半球表面多发腔梗。西安医科大学一附院MRI：①大脑多发散在病变，伴轻度脑萎缩；②脑囊虫病可能性大。这是一个曾经多次反复发作的脑梗塞病例，每次发作都有不同程度的肢体障碍，并逐渐加重，最后导致偏瘫、失语、失明。因为患者经济的原因，不能长期住院治疗，因此选择了简便、廉价的针灸，而针灸也不负众望，我以各种针法相结合，两个月的治疗使患者完全康复，并且重新握起了方向盘，去新疆、山西等地打工。后来患者还介绍过山西另外一名患脑梗塞偏瘫的年轻司机来我处治疗，也获得痊愈。

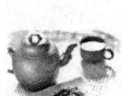

把传统的针灸疗法和各种新针法综合运用，会大大提高临床疗效，减少致残率。我一直强调头针在治疗脑血管病中的重要作用，因为头针往往只扎一次，当即就可以看到效果，立竿见影；眼针疗法对于肌力在Ⅰ到Ⅲ级的患者可以迅速提高肌力；舌针对于既有语言障碍，又有肢体瘫痪的患者也是必选的针法。以上介绍的中风验案和各种针法的具体运用，在"师承中医论坛"我的学术专栏中有较为详细的论述，希望我的观点能给众多的脑中风患者带来福音。

> 中药并非不能救急症，只是今人不会用；针灸并非不能起沉疴，只是用非其法、用非其人！神农氏尝百草以救性命，轩辕黄帝制九针以渡世人，但在中医日见式微的今天，年轻医生爱好这一国粹医术的已是越来越少，能够熟练临床应用的更是凤毛麟角，提起来就令人嘘唏不已！

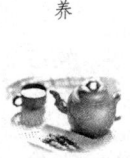

## 7. 心、脑保养，预防中风

未雨绸缪，对于冠心病、脑卒中而言，平时的保养显得尤为重要。

### （1）中风偏瘫与A型行为——学会保持一颗平常心

"怒伤肝"、"喜伤心"，悲喜过度超过了人体的承受能力，都会导致疾病。即使开怀大笑，也应当有所节制，经常喜笑不休会耗伤心气，而心气一旦涣散，气血的运行就会失常，就容易导致心肌梗塞的发生。从这个意义上看，相声小品演员易患心脏病和爱"笑"不无关系，猝死也并非纯属偶然。

**研究发现，中风偏瘫患者大多为A型行为。**A型行为也叫A型性格，就是寻常人们说的急性子和急脾气，比其他性格患偏瘫的比率高出近 5 倍左右。

> A 型行为者的平时表现是：①为取得成绩而努力奋斗，事业心强，自信，有竞争性，雄心勃勃；②易激动，发火，不耐烦，倔犟，善辩；③有时间紧迫感，紧张，好支配人，坚持己见；④言谈举止粗鲁，心直口快，健谈，敏感；⑤对自己的工作职务过度提出保证，意志坚定；⑥精神旺盛，过度敌意，事事热心，开朗大方。

A 型行为的人在人际关系紧张、过度警惕和受到挫折，以及争强好胜心强但又缺乏满足感时，大脑皮层就会处于极度紧张的状态，甚至产生焦虑情绪，因此更容易使脑血管受到损害而引起中风。

如果平时不注意情志的调摄，情绪波动太大，即使找再好的医生治疗效果也会有限。因此，心、脑血管病患者应该学会保持一颗平常心。

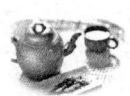

**（2）为什么把脑血管病叫中风？心、脑血管病人如何过冬？**

中风最初是中医的病名，指各类脑血管病所导致的猝然昏仆、不省人事，伴随口眼歪斜、半身不遂等后遗症。至今西医仍沿用这一叫法，把各类脑血管病统称为脑卒中、脑中风。为什么把脑血管病叫中风呢？脑血管病真的和"风"有关系吗？

中风的"风"并非单指自然界的风，风有内风和外风之分，脑中风有"真中风"和"类中风"之别。外风即外感六淫之风，"风为百病之长"，外感风寒不仅可以引起感冒，风邪直接侵入身体内部，还会引发内脏较为严重和凶狠的病变。临床见到许多面神经麻痹患者，口眼歪斜，其发病原因就和感受风邪有关。但如果暴感风寒，病邪直入于里，引起脏腑气血的急剧变化，经络闭塞，发生口眼歪斜、半身不遂，中医则称之为"真中风"。

不论外感六淫的外风，还是饮食劳逸失度、五志过极的内风，对于脑血管病的发作皆有不可忽视的重大影响。一般而言，脑血管病的发作多为外风引动内风所致。正是由于平时的将息失调，本就有头昏眩晕、肢体麻木等病症，再突然感受风寒等外邪的诱发，气血更为逆乱，疾病就表现了出来。

2007年9月我曾经治疗一个50多岁的男性，因为暑月天气炎热，他睡觉时屋顶开着吊扇，头顶开着台扇，脚前面还开着一个落地扇，彻夜狂吹，结果第二天就口眼歪斜、半身不遂了，一查CT是脑出血。

据调查发现，大约有25%~35%的初次中风患者会在3~5年内再次病情复发，这和康复锻炼的方式不恰当有关，尤其和感受风寒外邪有密切的联系。大多数患者急于使病情康复，每天一大早就出门运动锻炼，不避寒暑，但却不知道气温过高和过低都是不适宜锻炼的。因为血管也具有"热胀冷缩"的共性，尤其在寒风凛冽的天气，中风病患者的体温调节能力本就较差，一遇风寒侵袭，气机闭塞，气血循环受阻，就极容易发生瘀阻，使发生中风和病情复发的几率大为增加。

古人讲："避风如避箭",《黄帝内经》说："虚邪贼风,避之有时"。寒冷是心、脑血管病人的大敌,每年入冬前天气骤然变冷的时候都是心、脑血管病的高发季节,一定要特别注意保养。

> 预防中风一定要做到:适时增加衣服御寒保暖,尤其要注意保护面部和四肢末端,鞋袜要暖和,外出时要戴保暖手套;不要剧烈运动,不能猛呼气,少做低头、弯腰运动,以免引起脑部缺血、昏厥。还可以在入冬前进行一些有规律的室外活动,使心脏和大脑血管对寒冷能逐渐适应。这些措施对于心、脑血管病的预防都是很有裨益的。

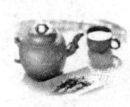

### (3) 预防中风要运动你的左手,锻炼你的右脑

临床发现,中风病人以右侧脑血管出血较为常见,而老年人的脑萎缩却常发生在左脑。这在相当程度上与人们的用手习惯和思维方式有关。

大脑神经支配肢体运动是左右交叉的,左脑支配右肢,右脑支配左肢。大多数人都是"右撇子",这样虽然有利于大脑左半球的锻炼,但同时右脑半球锻炼的机会也相对较少,右脑半球的血管远不如左脑的有韧性,因此血管破裂发生脑溢血的几率也就增大。

针对这个特点,平时生活、锻炼身体提倡多运动左肢来锻炼右脑的功能（相反左撇子应该多锻炼右手），从而增加血管的韧性，以促进左右半脑的均衡发展，达到预防脑中风的目的。

手是人体最精细的运动器官，大脑皮层分管手指动作的区域占了整个运动区的1/3。平时手的动作是最多的，自由度也高，发生偏瘫后手指的恢复也最为缓慢。俗话说"心灵手巧"，反过来也可以通过活动手指，特别是有意识地多活动左手来协调左右脑的平衡，延缓脑细胞衰老。手掌的穴位特别集中，对大脑的刺激也尤为明显，故可选用适当的按摩器具，来达到对脑的有效刺激。同时，为了平衡对大脑的刺激量，左手按摩的时间可以比右手长一些。

在日常生活中可以有意识地多活动你的左手。不少老年人有打麻将的嗜好，麻将桌上不妨改用左手搓牌，但打牌的时间不宜过久。暑月摇扇纳凉也可左右手轮换，多用左手。有一些并不复杂的左肢运动可在办公室或家中进行，比如可以做转杯运动，两只手交替转杯，多用左手，每次几分钟，随时进行，既使你头脑清爽，又预防了脑血管疾病。也可以学习锻炼用左手持拍来打乒乓球，左手累了再换右手，两手交替，速度不要过快。

> 从小让孩子多锻炼左手的灵活性，不仅有利于预防疾病，还有助于提高智力。夹积木的时候要求用左手把积木图案摆出来；把火柴一根一根摆进火柴盒内，只能用左手，不准用右手；将围棋黑白子混匀倒在桌子上，要求孩子单独用左手把黑子或白子挑出放入盒内。

### （4）高血压可以吃鸡蛋吗？——心、脑血管病人的饮食原则

> 科学膳食是预防心、脑血管疾病的重要环节。心、脑血管病患者的饮食原则是：清淡多样，营养丰富，高蛋（白）低脂，高（纤）维低盐；少食多餐，适度运动，避免肥胖，谨防便秘。

谷类是我国人体热能的主要来源，豆类中蛋白质和氨基酸的组成最好，最接近人体的需要，预防心脑血管病应该把小麦、小米、大米以及各种豆类混合食用，这样不仅维生素和微量元素的吸收会比较广泛，而且可以发挥蛋白质的互补作用，保持氨基酸的平衡。

维生素 C、$B_6$、$B_1$、$B_2$、$B_{12}$、微量元素铬、锰、镁等对于保护心血管，预防动脉硬化很有价值。蔬菜水果是机体摄入各类维生素如抗坏血酸、胡萝卜素、核黄素以及无机盐、纤维素的重要来源，对维持机体的酸碱平衡非常重要，绿叶蔬菜中含抗坏血酸较为丰富，松子、杏仁含铁、钙较为丰富。

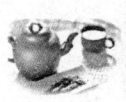

心、脑血管病人要坚持低盐、低糖和低脂饮食。《黄帝内经》说："多食咸，则脉凝泣而变色"，盐食用过多会增加心脏负担，容易引起高血压。

心、脑血管病是一种"富贵病"，热量摄入过多会引起肥胖症和高血压，随着儿童肥胖症和早发性动脉硬化的增加，心、脑血管病也越来越趋向于年轻化。脂肪食品食用过多，不仅可以出

现脂肪肝，还可出现"脂肪心"和动脉硬化。食糖过多会增加体内脂肪的合成，增加血液黏度，因此要控制含糖类饮食的摄入。平时应该少吃含胆固醇高的食物，如猪肝、蟹黄、奶油等，多吃一些具有降脂作用的食物，如蘑菇、花生、大蒜、洋葱、茶叶、海藻、山楂等。

心、脑血管病人的饮食宜清淡，但营养宜丰富，在限制过量脂肪摄入的同时还要注意蛋白质的补充。心肌发育和血脉运行都需要消耗较多的蛋白质，因此要适当食用植物蛋白、牛奶、瘦肉之类，也可以食用鸡蛋。

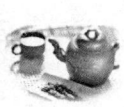

蛋类特别是鸡蛋中含有丰富的蛋白质，必需氨基酸的比例也适合人体的需要，营养学家称之为"完全蛋白质模式"。蛋白质可以增加血管弹性，预防动脉硬化的发生。鸡蛋可以健脑益智，避免老年人智力衰退，提高记忆力。鸡蛋还可以延缓衰老，具有防癌作用，不少长寿老人延年益寿的经验之一就是每天必食一个鸡蛋。

蛋黄里面含有大量的胆固醇，有些人说血脂高不能吃蛋黄。人体的胆固醇绝大部分是自己合成的，只有20%来源于体外摄入，因此胆固醇总量并不取决于胆固醇本身的摄入量，而取决于食物中脂肪的含量。

美国科研人员用鸡蛋来防治动脉粥样硬化，从鸡蛋、核桃、猪肝中提取卵磷脂，每天给患心血管病人吃4~6汤匙。3个月后，患者的血清胆固醇显著下降了。

蛋黄中的卵磷脂、甘油三酯、胆固醇和卵黄素对血液、神经系统和身体发育都有很大的作用。心、脑血管患者完全可以吃鸡蛋，只是量不要多，一般每天食用一个鸡蛋即可，这样人体完全可以吸收。

心、脑血管病患者切忌暴饮暴食，好些冠心病和脑卒中的发作都和饮食有关。一次性喝大量的水，会迅速增加血容量，增加心脏负担。暴饮暴食还会因为全身血液聚集于胃帮助消化，因此导致心脏和大脑的供血反而减少，诱发冠心病和脑卒中的急性发作。

少量饮酒可以活血，使人产生欣快感，但长期过量饮酒则是诱发偏瘫的重要因素之一，据调查，嗜酒者比少量饮酒者发生偏瘫的机会高出了3倍左右。具有兴奋性的食物和饮料，都会给心脏带来一定的负担，因此应该戒烟少酒。

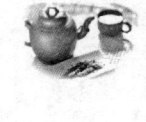

便秘和高血压与心、脑血管病的发作有较为密切的关系。好些人血压降不下来，就是因为长期排便不畅。便秘也容易诱发冠心病和脑卒中。脑卒中后患者高烧昏迷，往往在通利大便之后病情迅速好转。因此平时宜食用容易消化的食物，含纤维素成分较多的食物，保持肠道通畅，有利于预防疾病和身体康复。

身体过重会增加心脏的负担，脑中风后瘦人远比胖人症状要轻，恢复要快。因此预防心、脑血管病要从青春期开始就注意减少脂肪赘生，避免发胖。

"病来如山倒，病去如抽丝"，心、脑血管病是一个长期演变的过程，不论发病还是治疗都不可能一蹴而就。因此平时一定要坚持良好的生活方式，合理膳食、适量运动、戒烟限酒、心理平衡。能到了以上几点，就能够使心、脑血管病的发病率大为减少，延年益寿，健康永随。

六、心、脑同病，心、脑保养

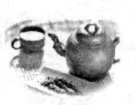

# 七、如何保养好你的后天之本——脾胃

"饮入于胃，游溢精气，上输于脾，脾气散精，上归于肺，通调水道，下输膀胱，水精四布，五经并行。合于四时五脏阴阳，揆度以为常也。"《黄帝内经》的这段经文为我们描述了饮食进入人体后，经过脾胃的消化吸收，最终把营养物质布散到周身五脏六腑的全过程。中医在两千多年前的这个描述，涵盖了今天西医消化、循环以及泌尿等多个系统的生理功能。脾胃是"后天之本"，是养生保健的重中之重。

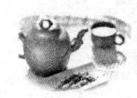

## 1. 脾胃是"气血生化之源"

与西医从微观的局部解剖研究人体不同，中医更擅长于从宏观角度研究人体，着重于人体脏腑的整体功能状态，这就是中医的"藏象"学说。

阴阳五行和取象比类学说在中医藏象理论的形成过程中起了至关重要的作用。藏象学说先以五行来归类五脏，以五行的特性来比类、推导出脏腑的生理功能，然后全身的五官九窍、四肢皮毛等器官都在五脏的统领之下，各司其职，互相协调制约，从而完成人体各项纷繁复杂的生理机能。

在中医五行学说里,"土爱稼穑"而"为万物之母",即土具有种植、收获庄稼和承载万物的功能。应用于人体,土对应的是脾胃,《黄帝内经》说:"脾胃者,仓廪之官,五味出焉。"仓廪就是粮仓,脾胃是接纳、消化食物的重要器官,脾胃吸收的营养是五脏六腑各项生理功能的物质基础。土具有冲和之性,包容性极强,脾胃能够运化水谷,长养气血,与人体的消化吸收、气血转输、升降出入等代谢活动都有着密切的联系,因此中医说脾胃是"气血生化之源"和"后天之本"。

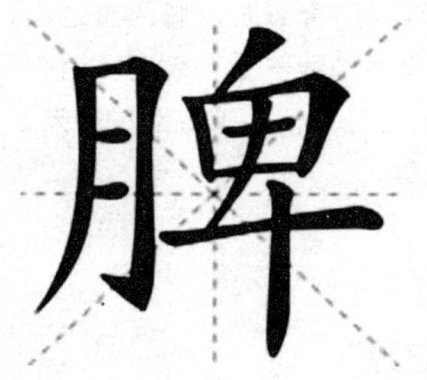

脾胃共居于人体的中部,胃位于左上腹,脾位于胃的背面。脾胃在经络上有相为表里的络属关系,在生理上既各有明确分工,又互相配合,共同完成作为"仓廪之官"的各项生理功能。

"胃主受纳"而"脾主运化",脾胃是机体对食物进行消化吸收的重要脏器。《黄帝内经》说:"胃者,水谷之海,六腑之大源也。"胃有接受、容纳和初步消化饮食物的功能,食物在胃的蠕动下不断消磨,脾则进一步消化、吸收其中的营养物质,并输送到全身各处。饮食物通过这样的消化吸收后转化为气血,为五脏六腑的生理活动提供营养和动力。胃受纳、腐熟水谷的功能必须和脾的运化功能密切配合,只有脾胃脏腑之间相互制约、相互依赖,才能共同完成饮食物的消化和吸收。

"胃气主降"而"脾气主升",脾胃对食物的消化吸收表现为"升清降浊"的气化运动。经过胃初步消化的食物被分为"清"即精华、"浊"即糟粕两部分,其中精华通过脾气的上升被输送到全身各处,为人体各项生理机能提供营养和动力,糟粕则由胃向下传送,最终经由大肠而排出体外。

胃为六腑之一,胆、小肠、大肠、膀胱、三焦等六腑的功能是以通为用,时刻要保持畅通;胃主通降,以降为和,胃气要经常保持降下的功能状态。《黄帝内经》说:"水谷入口,则胃实而肠虚,食下,则肠实而胃虚,故曰实而不满,满而不实。"生动地描绘了食物消化吸收时肠胃的蠕动过程,不论是食物初进入胃还是随后的消化吸收,以及最后的食物残渣通过小肠、大肠而排出体外,都离不开胃气主降的功能。如果胃失和降就会出现食滞于胃、胃脘胀痛、不欲饮食等症状,胃气上逆则会出现恶心呕吐、呃逆打嗝、嗳气泛酸等症状。

"脾气主升"的功能体现在以下两个方面:升即升清,指脾气能将饮食的精微物质上输到心、肺,化生气血以灌溉脏腑经络,营养四肢百骸;升即升举,指脾脏的生理功能是以上升为主的,脾气的升举有利于维持五脏六腑的恒定位置及正常的功能状态。如果脾气不升甚则下陷,就会出现头晕目眩、少气懒言、倦怠乏力、腹泻便溏以及内脏下垂、胃下垂、脱肛和子宫脱垂等病症。

中医的脏腑是系统和功能单位,不能和西医的具体解剖器官机械地一一对应。中医的脾胃实际上涵盖了西医整个消化系统的功能,如饮食物的消化和吸收是在口

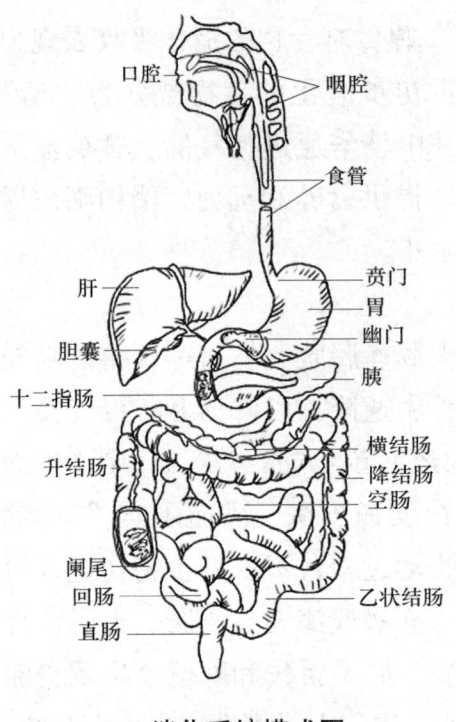

消化系统模式图

腔、食道、胃、脾、肝、小肠、大肠等脏器的共同作用下完成的，中医的"胃气"就相当于西医胃、小肠和大肠的蠕动功能，中医的"脾"则实际上包括了西医的脾和胰腺等脏器，其功能与胃、肠等都有关。中医的脾胃并非只是肉眼可见的脾和胃这两个具体器官，而是一个有着广泛内外联系的、有多种生理功能的脏器组织系统。

"脾主统血"，脾脏具有统摄和约束血液，使之不溢出血管之外的生理功能。脾脏是一个储藏有大量血液的器官，中医把这种现象与"脾为气血化生之源"结合在一起，认为脾有统摄血液在经脉中正常运行并防止溢出脉外的生理功能。如果脾统血的功能失常，就会发生人体多个病位的出血，出现紫癜、齿衄、月经量多、子宫功能性出血等。

"脾开窍于口，其华在唇"。脾脏的经脉循行于口、唇、舌、脘腹、四肢、前阴等部位，发生病变时也会通过这些部位而反映出来。《黄帝内经》说："脾气通于口，脾和则口能知五谷矣。"口为脾之外窍，观察唇舌的形色和询问口味是中医诊察病情的常用手段。如果脾气虚则口淡无味、唇色无华；脾有湿热时则口中黏腻、泛甜，甚者口唇红肿糜烂。多年的复发性口疮患者，其发病的真正原因大多和脾胃有关。

"脾在体合肌肉，主四肢"。人体肌肉之所以能强壮丰满，四肢活动有力，主要是依靠饮食所化的精气，如果脾气健运则机体肌肉丰满，四肢活动有力，如果脾气虚弱则四肢无力，肌肉消瘦或者虚胖、肌肉松弛、缺乏弹性，甚至痿软不用。脾藏意与智，意与智都是思维过程的表现，比如记忆、思虑以及智慧的运用，都和脾有关。脾在五色对应的是黄色，脾虚的人不仅面色发黄、缺乏光泽，而且容易长斑、精神疲倦、四肢无力。

## 2. 脾胃是五脏的枢纽，"内伤脾胃，百病由生"

中国古人认为"中土"华夏为宇宙的中心，脾胃位于人体中部，是五脏六腑的中心。人体脏腑的气化活动类似于太阳的"东升西降"，是围绕脾胃进行的一个圆的运动。

所谓"中土为轴，四维为轮；左升右降，水火既济"。中土脾胃

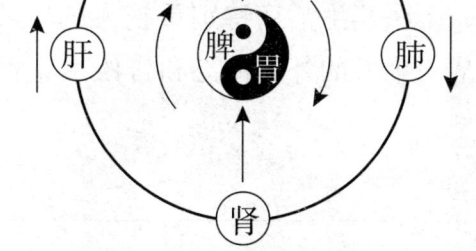

人体生命的气化过程是一个以脾胃为中心的圆的运动："脾胃为轴，四维为轮；左升右降，水火既济。"

**脾胃中心图**

为一身太极的中心和枢纽，脾升而胃降，饮食物经过胃的消化后由脾向上升举、输送于全身；四维是五行除了土以外的其他木、火、金、水四行，在脾胃这个枢纽的升降带动下，肝木、肺金、心火、肾水都围绕在它的周围，共同完成人体生命的气化运动。

如果胃主受纳的功能失常就会出现食欲不振、食量减少等症状，如果脾主运化的功能失调就会出现食后腹胀、腹泻便溏等症状。"脾宜升则健，胃宜降则和"，脾升胃降是一个连续的动态过程，胃气不降会影响到脾气的升清，脾气不能升清也会影响到胃气下降，二者互为影响。清阳自脾而升，浊阴由胃而降，脾升则五脏皆升，胃降则五脏皆降，只有二者的功能协调方可保证饮食代谢以及全身脏腑气机的升降调和。

缺少了脾胃的正常运转，人体的生长发育和新陈代谢也都没有了营养来源，五脏六腑的机能都会随之而发生紊乱。人体的所有生理活动都是以脾胃为中心展开的，生病调养自然应该以调理脾胃为主，脾胃保养在养生保健中占有十分重要的位置。

中医养生治病特别重视人的体质。根据五行规律，我们就可以从一个人的外形体态和言谈举止上，大略判断他（她）的体质类型。

"土为万物之母"，总体而言，土行人五官匀称、棱角不尖锐、温柔敦厚、性格随和、很容易和众人相处。就体型而言，过于瘦弱和肥胖的人大多为土行人。

过瘦是土不足，脾胃虚弱，表现为面黄体瘦、肌肉松弛、倦怠乏力、不思饮食等；过胖是因为脾虚健运乏力，聚湿生痰，表现为体态臃肿、神疲懒言、四肢无力、惰怠嗜睡等。中医认为"有余于外者必不足于内"、"胖人多痰湿、多气虚"，因此体型高大并不意味着身体强健。土虚不足的人往往多思多想、优柔寡断；痰湿较重的人则愚顽固执、消极，上进心不强。

脾虚的人应该加强营养，积极运动；有痰湿的人更应该动起来，比如坚持散步、慢跑，以及各种体育锻炼等，让脾气运转起来，使疏松的皮肉逐渐变得结实、致密，使五脏六腑都变得强健起来。中国人为黄种人，大多为脾虚体质，掌握了这个规律，对养生保健和临床治疗都有很重要的意义。

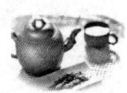

脾胃对生命活动的正常进行具有非常重要的作用，脾胃受损不但消化系统会发生病变，由此还会波及全身的五脏六腑、四肢百骸、五官九窍、十二经脉都会发生病变，对健康造成极大的危害。金元四大医家之一的李东垣著《脾胃论》，明确地提出了"百病皆由脾胃衰而生"的论断。

脾胃病首先会表现为消化系统疾病，如胃脘胀痛、恶心呕吐、嗳气泛酸、腹胀便秘、腹泻便溏等症状；没有脾胃的正常运转，不但饮食的消化、吸收活动不能正常进行，人体的生长发育和新陈代谢也都没有了营养来源，会出现气血两虚之症，如头晕目眩、面色苍白、精神疲倦、四肢无力、月经量少等；脾虚则不能统血，会发生人体多个病位的出血，出现紫癜、子宫功能性出血等病症；脾虚则会生湿，湿浊堆积体内会造成排毒不畅，脾虚的人不仅面色痿黄、缺乏光泽，而且还容易长斑，变得肥胖、早衰。

脾胃是全身气机升降的枢纽，五脏六腑的生命活动是以脾胃为中心的圆的运动。升降相因，脾升太过可以导致胃气不降，胃降太过也会妨碍脾升的功能，不升则不降，不降则不升，脾胃的升降发生异常，会导致人体的五脏六腑、表里上下内外出现多种病症。

◆ **气化失常可以导致浊阴不降、内火上升。**如出现头痛眩晕、颜面潮红、面肿牙痛、目赤肿痛、耳鸣耳聋、烦躁易怒、口干口苦、口舌生疮、心悸失眠、胸闷憋气、纳呆不食、恶心呕吐、呃逆打嗝、嗳气泛酸、胃脘胁痛、腹胀便秘、小便黄赤、月经量少、闭经等病症。

◆ **气化失常可以导致清阳不升、气机下陷。**如出现头晕目眩、少气懒言、胸闷气短、不思饮食、饭后思睡、倦怠乏力、下肢浮肿、腰酸腿痛、腹泻便溏、肠风便血、小便清频、遗尿遗精、赤白带下、月经量多、经漏，以及内脏下垂如胃下垂、脱肛和子宫脱垂等病症。

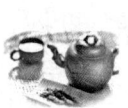

◆ **心属火而肾属水，脾胃枢纽还起着交通心肾的作用。**心火下降而肾水蒸腾，这样才能水火既济、阴阳和谐。反之脾胃出现异常，则会导致心肾不交，出现心火独旺于上而肾水泛滥于下的病变，如颜面潮红、惊悸失眠、健忘遗精、梦遗、下肢冰凉等见症。轻者上热而下寒，重者会因为水火失济、阴阳分离而导致死亡。

"内伤脾胃，百病由生"，李东垣经过长期的临床观察，在《脾胃论》中详细论述了脾胃内伤所出现的全身病症。

《脾胃论》并非只是消化系统疾病的专著，而是以脾胃为中心来阐述人体的生理病理和治疗全身的外感、内伤疾病。如其中的《胃气下溜五脏气皆乱其为病互相出见论》《脾胃虚则九窍不通论》《胃虚元气不足诸病所生论》，详细分析了"脾胃内伤为百病之源"的病理机制。针对这些病症，李东垣还提出了"饮食伤脾论"、"脾胃损在调饮食适寒温"的防养原则，指出了具体的"脾胃将理法"，强调脾胃病患者要"摄养"和"远欲"，他的医学理念，已经被后世医家奉为圭臬。

李东垣以擅长治疗眼睛、耳朵、口、鼻等五官科疾病和白带、月经等妇科病闻名当时，但他并非见病治病，而是深刻认识到这些病症发生的内伤脾胃原因，抓住疾病的本质来治疗。针对脾胃内伤杂病的特点，李东垣创制了补中益气汤、补脾胃泻阴火升阳汤、升阳除湿汤等方剂来治疗，取得了良好的临床疗效，至今仍然被广泛应用，已经成为了千古名方。

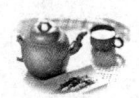

## 3. 中医所指"湿"为何物？如何判断自己体内有"湿"？

从脏腑的五行属性看，脾胃为土脏，虽同属于土，而性质有所不同。李东垣在《脾胃论》中说："太阴湿土，得阳始运；阳明燥土，得阴自安。"胃为阳土，"喜润而恶燥"，胃的习性是喜欢滋润而厌恶燥烈，因为胃的消化和降下功能须要有充足的津液濡养才能顺利进行，不然会导致胃体干燥、胃气不降而虚火上冲；脾为阴土，"喜燥而恶湿"，脾的习性是喜欢干燥而厌恶湿润，因为脾的运化和升清功能都要依赖脾气的运转和上升，而湿润和黏腻之物都会妨碍脾气的健运。因此只有燥湿相济，相反相成，才能保证脾胃在对立统一中发挥正常的生理功能。

讲脾胃病必须要提到湿邪致病，找中医诊病经常会听到医生说你体内有湿、湿热等，究竟什么是湿呢？《黄帝内经》说："五脏所恶……脾恶湿"，"诸湿肿满，皆属于脾"。土虽能够治水，但土虚则反易被水侮之，在各种脾胃病中，由于土虚不能治水所形成的湿证尤为常见。脾胃病的病因病机颇为复杂，而湿邪致病是其中最为常见的原因。

中医所讲的湿有外湿和内湿之分，所谓外湿指湿从外来，感受外界湿邪侵入人体而致病。《黄帝内经》说："伤于湿，首如裹"，天阴淋雨、居住潮湿是外湿形成的主要原因，感受湿邪后头上好像带着紧箍咒一样混沌不清。湿在肌表可以导致湿温以及皮肤湿疹、脓疱疮、破溃流水、瘙痒等各种皮肤病；湿邪阻滞经络会出现四肢困顿、关节肿胀疼痛等病症。如果外湿郁闭，或者随着经络气血的流动由外入内，转化为内湿，会出现恶心呕吐、食少纳呆、脘腹闷胀、腹泻便溏等消化系统的病症。

饮食养人，亦能害人，所谓内湿指湿自内生，或是大量堆积于肠胃难于代谢的食物，或是脾虚生湿。李东垣在《脾胃论》中说："若饮食不节，寒温不适，则脾胃乃伤……"，饮食不慎是形成内湿的主要原因。过食肥甘厚味和滋腻之物，极易妨碍脾的升清和胃的降浊功能，从而导致体内的湿浊堆积。素体脾虚加之思虑过度，以及不良的生活方式均可劳倦伤脾，脾虚后运化无力，自然也会生湿。

内湿的实质是机体新陈代谢的废物、没有排出的垃圾，体内有湿无疑对人体是相当有害的，它可以随着经络而流散到全身各处，引起多系统、多部位发生病变：头重如裹，肢体沉重，不思饮食，胃脘痞满，腹胀腹泻，关节肿胀，皮肤破溃，耳朵流脓，阴囊潮湿，妇女带下等。

湿邪聚积体内还会因为体质的寒热不同而转化为寒湿和湿热。阳虚寒盛会转化为寒湿，症见口淡不渴，食入不化，腹痛腹胀，喜温喜按、下利腹泻，甚则完谷不化，白带清稀等；阳盛内热会转化为湿热，症见发热目黄，口苦或甜腻，耳聋耳痛，体倦身重，呕恶，大便黏滞不畅，小便发黄，甚则淋漓涩痛，白带黄稠等。

◆**询问口味和是否口渴是诊断体内是否有湿的必须项目**。湿邪盘踞会影响津液水分的正常输布代谢，因此有湿的人往往口不渴，不喜饮水。即使湿邪化为湿热，虽然口渴但也不喜饮水，或者浅尝辄止。有湿邪就会表现为口中黏腻或者口内发甜。

◆**察舌是医生诊断和自查体内是否有湿的重要指标**。健康的舌是淡红而润泽，舌面有一层舌苔，薄白适中，不滑不燥，没有裂纹。体内有湿大多会表现为舌质淡胖，舌苔厚且有齿痕。如果舌苔白厚而湿润，说明体内有寒湿；如果舌苔黄腻而干，说明体内有湿热。如果舌面满布细小裂纹，则说明体内的湿郁已经很久、很严重了。观察大便的形质可以分辨是寒湿还是湿热，大便溏稀，遇寒则重，甚或腹泻如水往往是寒湿的表现；而湿热则表现为肛门灼热，大便虽然不成形但排便不畅，总有排不净的感觉。

◆**脾虚之人饭后思睡，脾虚湿盛尤其嗜睡**。饭后思睡或者食多则睡，是因为胃降太过导致脾气难以升举，脾的升清功能不能正常进行，脑府失养则思睡；湿盛嗜睡是因为湿为阴浊之邪，闭塞清窍，导致脑府元神蒙蔽不能发挥功能所致。"脾主四肢"，嗜睡之人四肢困重，倦怠无力，懒于运动，更使脾胃的运化功能减弱，由此形成恶性循环，造成越虚越胖、越胖越虚，因此中医认为"胖人多痰湿"。

湿伤人隐而缓，在不知不觉之间就可以使你深受其害。湿邪重浊而黏腻，侵入人体后"如油和面"，一旦形成后较为难治，且每多缠绵反复。

湿为水类，体内的水液总量是恒定的，湿邪越多则津液越少，由此就会导致体内的阴液不足。有些人体内有湿却舌红无苔，这就说明体内的湿邪已经严重到耗伤阴血的程度了。

湿邪与人体各脏器虚证并见时，祛湿则伤正气，补虚则碍于滋腻，如果不祛除湿邪，无论如何补虚也是补不进去的。祛除体内的湿邪，是治病和防病养生必须迈过去的一道槛。

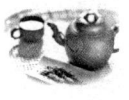

## 4. 你是胃寒还是胃热？胃病为何经年不愈？

俗话说"十人九胃"，不一定十个人中必定就有九个人患有胃病，但胃病的确是门诊最为常见的病症之一。

分辨胃寒还是胃热是治疗胃病的首要原则。西医对各种胃病的分类很多，如浅表性胃炎、肥厚性胃炎、萎缩性胃炎、胃溃疡、十二指肠溃疡等；中医治病用药的特点是辨证论治，不但要知道它是哪种胃病，关键分辨它的寒热虚实属性。相对于西医的就病治病而言，中医的辨证论治更具个性化和针对性，治疗更具优势。

胃寒的原因很多，受凉感寒和饮食生冷是其中很重要的原因。《黄帝内经》说："寒气客于肠胃，厥逆上出，故痛而呕也。""胃风之状，颈多汗恶风，食饮不下，膈塞不通，腹善满，欠衣则腹胀，食寒则泄，形瘦而腹大。"胃寒证表现为胃痛、呃逆、呕吐、腹泻等症状，它的特点是感受风寒则痛，饮食寒凉食物则痛，脘腹冷痛，畏寒喜暖，得热则减，热敷、熨可以缓解，舌质淡胖，舌苔白腻，平素口不渴不喜饮水，饮则喜热饮。民间常用生姜红糖水热饮治疗胃寒证。

胃病的寒热属性还和体质有关，素体阳虚的人患病多表现为胃寒，而胃寒日久也会导致其他脏腑出现寒证，多见脾肾阳虚。它的特点是脘腹冷痛、空痛，得食、得按痛减，喜温喜按，呕吐清水，嗳气泛酸，大便溏稀不调，不思饮食，口淡无味，舌淡胖嫩，舌苔润滑，不喜饮水等；进一步还会引起全身的虚寒病症，如畏寒怕冷，手足冰凉，面色㿠白，全身疲乏无力，抵抗力下降等。黄芪建中汤和附子理中丸是治疗脾胃虚寒的常用方药。

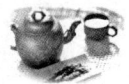

恣食辛辣等刺激性食物是引起胃热的很重要原因。胃热证表现为胃脘灼痛，吞酸嘈杂，渴喜凉饮，消谷善饥，食欲亢进，口臭，牙龈肿痛，大便秘结，舌红苔黄等。

> 口味和舌象是辨别胃寒、胃热证的很重要指征。胃寒证一般口淡无味，舌质淡胖而舌苔白润，平素口不渴不喜饮水，饮则喜热饮；胃热证则口味酸臭，舌质红，舌苔黄腻干燥，口渴喜冷饮。

辨别胃病的寒热属性，不论对于平时的保养还是治疗都很有裨益，如各种胃病患者都要注意胃腹部的保暖，尤其是胃寒证患者更应当引起注意，要随着气温的变化随时增减衣服，夜睡要防止腹部着凉；胃寒证适当食用生姜、辣椒可以暖胃进食，而胃热证如果食用生姜、辣椒只会加重病情。

"阴虚生内热"，阴虚的人患病多表现为胃热，阴虚胃热久治不愈又可导致其他脏腑出现比较严重的病变。《黄帝内经》说："阴虚生内热奈何？岐伯曰：有所劳倦，形气衰少，谷气不盛，上焦不行，下脘不通，胃气热，热气熏胸中，故内热。"阴虚胃热的特点是胃中灼热隐痛，不耐饥饿，饥不思食，口咽干燥，渴而不欲饮水，大便干结，舌质瘦红，舌苔少或光剥无苔等。阴虚胃热则消谷善饥，日久会消烁人体阴精，危害甚大。中医体质学认为胖人多气虚、痰湿，瘦人多阴血不足、肝火偏旺，这些对于诊断治疗颇有参考意义。后世多用酸甘化阴的麦门冬汤、增液汤、益胃汤等治疗阴虚胃热证。

好些胃病患者多年久治不愈，就是因为治疗的时候没有分清病证的寒热虚实属性所致。本是胃寒证而反用苦寒之剂，以致阳虚中寒，气机凝滞；本是胃热阴虚而反误用辛热燥烈之剂，以致阴液消烁，内火丛生。

> 需要注意的是，胃寒胃热不是两个截然分开的概念，临床实践所见的证型往往错综复杂，寒中有热，热中有寒，胃寒肠热，肠寒胃热，虚实寒热并见，一定要找有经验的医生仔细辨证，合理用药。

20年前我一个亲戚找某医看病，某医给开了15克的黄连，服药后疼痛加剧，痛不欲生，后来我介绍苏礼老师给他治疗，苏老师用干姜配黄连，而且黄连仅用3克，服后明显好转，最终痊愈。

在胃病的保养和治疗中不可忽视情志调摄的重要作用，胃病和情志抑郁有互为因果的关系。

"胃不和则卧不安"，身患胃病经年不愈，无疑会加重心理负担，出现神情抑郁、失眠等神经精神症状，导致病情进一步加重；各种情绪的不良刺激如"忧思伤脾"、"郁怒伤肝"等，长期下去也会影响到脾胃的运化功能，从而导致脾胃病的发生。

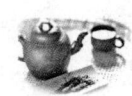

中医治疗胃病有"痛则不通，不通则痛"的说法，但如何"通"却大有讲究。如果因寒而痛，温中散寒即是疏通；如果因热而痛，滋阴清热即是疏通；如果气滞而痛，疏肝理气即是疏通；如果血瘀而痛，活血化瘀即是疏通；如果暴饮暴食而痛，消食和胃即是疏通。所谓"治病必求于本"，只有认准了病机，才能对证用药，只要坚持这样的原则，多年的胃病才可痊愈。

## 5. 胃病患者，请管住自己的嘴

治病不仅仅是医生的事情，"七分靠保养，三分靠治疗"，对于胃肠疾病尤须如此。饮食如果没有节制，虽满足了一时的嗜欲，却会给身体健康留下无穷后患。

## （1）少食是保养肠胃和延年益寿的秘诀

"饮食自倍，肠胃乃伤"，暴饮暴食和吃饭无规律是肠胃病的大敌，也是肠胃病日益增多的源头。一般提倡早饭吃得好一点，午饭吃饱一点，晚饭吃得少一点。素体脾虚和胃病患者要养成少食多餐、定时定量的习惯。胃病稍重的患者可采用少渣半流饮食，一日五餐；进入恢复期后可食用少渣软饭，以一日四餐为宜。一次不能吃得太多，尤其是素体脾虚、脾湿的人一旦食饱就有昏昏欲睡的感觉，而"饭后躺"会进一步造成对肠胃的损伤，久而久之形成恶性循环。

人体十二经络随着十二时辰在进行着有规律地运转，早上辰时（7~9时）胃经当令，巳时（9~11时）脾经当令，这两个时候脾胃运化最好，因此一定要重视早饭和午饭。肠胃保养提倡"早饭吃好，午饭不吃肥腻，晚饭吃少"，这样不但可以减肥，而且也最符合人体的生理节律。该吃饭的时候就应当吃饭，该休息的时候就应当休息，饥肠辘辘的时候忙于工作顾不上吃饭，而胃酸却在大量地分泌，就会侵蚀胃肠黏膜造成炎症和溃疡。

> 在满足人体生理需要的前提下，适当少食是保养肠胃和延年益寿的法则。

俗话说："饭后留一口，能活九十九"，不过食饱是长寿老人的共同经验，只有胃肠轻松才会感到神清气爽，这是延年益寿的秘诀。饮食要有节度，过分的肥甘厚味，或过饥过饱，食无定时，都会伤及脾胃，许多高龄老人的饮食习惯证明，饮食清淡、适时适量是重要因素。

吃饭时还要养成细嚼慢咽的习惯。有的人吃饭时狼吞虎咽，囫囵吞枣，食物在口腔里嚼几下就咽下去了，长此以往极易造成对胃肠的损害。细嚼慢咽可以延长食物在口腔里的停留时间，利于对食物进行充分咀嚼、磨碎，减轻肠胃的负担；细嚼慢咽还可以促进唾液分泌，而唾液里含有各种消化酶和淀粉酶等，食物与唾液充分混合会使食物得到初步消化，有利于保护胃黏膜，也有利于食物的消化吸收。胃炎病人特别禁忌暴饮暴食。

门诊上经常有因为吃得过饱而就诊的病人，表现为食滞胃脘、胃脘胀痛、嗳腐吞酸、呕吐尚没有消化的食物，以及腹痛、腹泻、口臭、舌苔厚腻等。如果家庭自疗，可以服用山楂丸、保和丸、槟榔四消丸等中成药以暂时缓解症状。

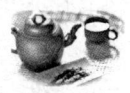

### (2) "中正平和"的饮食原则

脾胃在五行属土，土具冲和之性，脾胃保养的饮食原则是"中正平和"。在五味调和的前提下应该以清淡为主，多食易消化的食物，少食油腻，少吃寒凉、辛辣等刺激性食物。病从口入，肠胃道的疾病多半是自己吃出来的，因此平时一定要忌口。

胃病患者饮食宜清淡，宜采用少渣半流饮食、容易消化的食物，以尽量减轻肠胃负担。

> 所谓容易消化，一般有这样几个规律：米食好于面食；发面好于死面；流质饭好于普通饭；淀粉（糖）好于脂肪（肉）；细粮好于粗粮。饭菜宜细软而容易消化，每日主食宜采用馒头、花卷、包子、馄饨、米饭等为主，不发酵的面食如家常烙饼、馅饼、水饺以及过于宽厚的面条等在胃内的停留时间较长，会加重胃肠的负担；油腻食物如肥肉、奶油、油煎食物等都会延缓胃的排空，易增加胀满感，都应该少食或者不食。

每餐可先喝汤，后吃饭，保持七分饱，健康活到老。

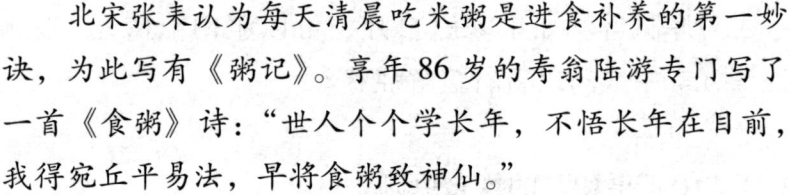

北宋张耒认为每天清晨吃米粥是进食补养的第一妙诀，为此写有《粥记》。享年86岁的寿翁陆游专门写了一首《食粥》诗："世人个个学长年，不悟长年在目前，我得宛丘平易法，早将食粥致神仙。"

因此胃病患者可选择喝鲜果汁、麦片和小米粥等来帮助消化。饮食清淡，多吃五谷杂粮可以养胃气、益五脏，是保养肠胃和延年益寿的理想选择。

胃病患者宜食用中性食物，不吃过于寒凉和辛燥的食物，以减少对胃肠黏膜的刺激。不论哪种胃病，都要避免吃过硬、过酸、过辣、过咸、过冷、过热及过分粗糙、煎炒油炸的食物，如葱、蒜、辣椒、咖喱、胡椒粉、芥末粉、韭菜、酒、浓茶、咖啡、汽水等对胃黏膜有强烈的刺激作用，都不宜食用。

性质过于燥热如火锅等最好不食，轻者会引起胃腹灼痛、烧心，重的还有可能引起穿孔出血，出现生命危险。性质过于寒凉的饮食如冰镇之物、冷饮、啤酒，以及凉拌荤素菜、酸辣白菜、糖醋藕片等都不宜食用，因为会诱发肠胃绞痛急性发作，久而久之会造成胃寒证。

食物无刺激性是胃炎病人特别需要注意的问题。要注意饮食的寒热温度和规律性，有规律地进食方可使胃得到良性刺激，保证胃炎的痊愈。如辣椒常使慢性胃炎病人胃痛发作，白酒常使胃炎病人疼痛加重，生葱、大蒜常被胃炎病人所禁忌就是因为它对胃有刺激，浓茶因其增加胃酸的分泌能使病人胃痛加重。

> 饮食清淡并不意味着可以忽视营养，相反肠胃病患者因为进食减少等原因，更容易出现营养不良和贫血，因此更应该加强营养。

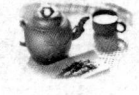

在清淡饮食的基础上，各种营养素要充足、均衡，五谷杂粮、豆浆、豆腐、蛋、鱼等互相配合是比较理想的选择。如果已经出现了贫血或营养不良者，在饮食中还应该增加富含蛋白质和血红素铁的食物，如瘦肉、鱼、肝等内脏。要注意适量增加新鲜蔬菜和水果，如西红柿、茄子、绿叶菜等，以帮助维生素C和维生素$B_{12}$、叶酸、铁的吸收。

### （3）不同的胃肠疾病应该如何选择食物？

胃病难治的其中一个原因在于，发生炎症和溃疡的胃肠黏膜既要有休息修复的时间，人每天还得吃饭，胃肠又是必经之地，不断地受到饮食物的刺激。适合自己病症的食物可以促使疾病痊愈康复，反之则会诱使疾病发作，加重病情。因此如何选择食物对于胃肠疾病有着非常重要的作用，能否康复痊愈只在于筷子的"取""舍"之间。

胃肠疾病多种多样，既有炎症，也有溃疡，出现的症状既有消化不良、胃痛腹胀的，也有食欲亢进、泛酸烧心的，有些人阳虚胃寒，有些人阴虚胃热，因此在饮食清淡、五味调和的前提下，还要根据每个人的病情选择有针对性的食物。

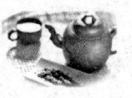

消化不良、胃痛腹胀的患者应尽量少食容易产生气体的食物，如豆类、番薯、芋头等，还要少食减弱肠胃蠕动的食物，如巧克力、蛋糕、饼干等甜品。萎缩性胃炎患者的胃酸分泌往往会减少，因此应当给予米粥，以及略带酸味的食品如酸石榴、山楂、乌梅等，以增进消化功能，还可以适当增加鱼汤、鸡汤、肉汤及蘑菇汤等富含氮浸出物的原汁浓汤，既可以增进食欲，也可以补充营养。

通过饮食来调整胃酸分泌对胃病患者有非常重要的治疗作用。如胃酸分泌过多会出现泛酸、烧心等症状，甚至腐蚀胃肠黏膜而引起溃疡，因此不宜食用巧克力、蔗糖、薄荷、柑橘、番茄，以及葱、蒜等辛辣刺激性食物，不宜饮浓茶、咖啡，宜适当多食用禽蛋等高蛋白，含纤维的蔬菜、谷类等食物，多喝易于消化的米粥、豆浆等，以中和胃酸或者减少胃酸的分泌。

如果已经形成溃疡，则要以软食为主，如软饭、稀粥、藕粉、豆浆等，忌干硬和煎炒油炸的食物，更不宜食过酸的食物如醋、话梅、柠檬、酸苹果，以及辣椒、芥末、胡椒等刺激性食物，以免刺激溃疡面引起烧心、疼痛，妨碍溃疡愈合。

如出现胃酸过少的症状，则应补充一些胃蛋白酶以及浓缩肉汁、酸牛奶或以醋作调味品来刺激胃液分泌。如果胃酸过多，则这些食物应少吃或不吃。

要注意食物的酸碱平衡。当胃酸分泌过多时，可喝牛奶、豆浆、吃馒头或面包以中和胃酸。当胃酸分泌减少时，可用浓缩的肉汤、鸡汤、带酸味的水果或果汁，以刺激胃液的分泌，帮助消化，要避免引起腹部胀气和含纤维较多的食物，如豆类、豆制品、蔗糖、芹菜、韭菜等。

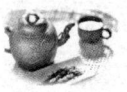

当患有萎缩性胃炎时，宜饮酸奶，因酸奶中的磷脂类物质会紧紧地吸附在胃壁上，对胃黏膜起保护作用，使已受伤的胃黏膜得到修复，酸奶中特有的成分乳糖分解代谢所产生的乳酸和葡萄糖醛酸能增加胃内的酸度，抑制有害菌分解蛋白质产生毒素，同时使胃免遭毒素的侵蚀，有利于胃炎的治疗和恢复。

平时饮食还要注意各类饮食物的合理搭配，有禁忌的食物不能同时服用。如牛奶+橘子，刚喝完牛奶就吃橘子，牛奶中的蛋白质就会先与橘子中的果酸和维生素C相遇而凝固成块，以至于影响消化吸收。海味+水果，海味中的鱼、虾、藻类虽然含有丰富的蛋白质和钙等营养物质，但如果与含有鞣酸的水果如柿子、葡萄、石榴、山楂等同食，不仅会降低蛋白质的营养价值，而且易使海味中的钙质与鞣酸结合成一种新的不易消化的物质，引起肠胃不适。

除了根据症状的不同有所宜忌外，更应该根据病症的不同选择寒热性质不同的食物，做到"**辨证饮食**"。如胃寒证胃部发冷、喜暖喜热，或四肢发凉、舌淡苔润等，可以食用温胃散寒的食物，如羊肉、狗肉、生姜、桂皮、小茴香等，忌食生冷之物如田螺、螃蟹、绿豆、柿子、无花果、苦瓜、生萝卜、豆腐、豆浆，以及各种冷饮等。冷香蕉和梨也都是寒凉性质的，食用过多的凉性水果和蔬菜都是不适宜的。胃热证烧心灼热、喜凉怕热，或手脚发热、舌红苔少等，可以食用清淡的萝卜、薏苡仁、芹菜、豆腐、豆浆等，忌食辛辣温热之物如羊肉、生姜、胡椒、肉桂、龙眼肉、茴香等。

> 不论胃寒还是胃热，在食用寒热不同的食物时，仍然要坚持饮食清淡和中和的原则，不宜过于寒凉和过于燥热，坚决不能食用刺激性的辣椒、葱、蒜、冷饮、白酒等。另外，食疗如同药疗，选择食物的时候食物的寒热属性是处于第一位的，当所出现的症状和病性之间出现矛盾的时候，应该坚持病性大于症状的取舍原则，这一点尤其重要。

## 6. "补肾不如补脾"

中医如同传统文化的书法、武术等一样，自古以来就有各种各样的门派。金元四大医学家之一的李东垣以脾胃为中心治疗疾病，后世尊称为"补土派"，明代著名医学家张景岳从肾论治全身病症，为"温补派"的大师。

五脏六腑之间存在着密切联系，牵一发而动全身。中医理论认为"肾为先天之本"而"脾胃为后天之本"，脾肾对生命的重要作用是不言而喻的。在对虚弱病症如何用补上，是该补脾还是补肾，历代医家有着不同见解。

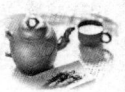

药王孙思邈倡导"补肾不如补脾"，他说："脾胃既壮，则能饮食既入，能旺荣卫，荣卫既旺，滋养骨骸，保养精血……"肾藏精气，但精有先天之精和后天之精，先天之精秉受于父母，决定一个人的体质，这是自己不可选择的；后天之精来源于日常饮食，也称水谷精微，是由后天之本的脾胃所决定的。

李东垣指出："元气之充足，皆由脾胃之气充盈，而后能滋养元气"，强调了脾胃对元气的充养作用。不论是先天之精还是后天之精，都需要脾胃源源不断地提供营养，才能盛而不衰，维持生命活动的正常进行。一个人即使先天禀赋不足，但只要脾胃旺盛，后天可以弥补先天的缺陷，身体仍然会逐渐强健起来；而如果脾胃衰败了，再充足的精气也会消耗殆尽，从而导致先后天皆虚和各种病症的发生。

以五行生克和脏腑的生理关系而言，若脾胃内伤则五脏六腑都会受到严重影响。

如木能克土，土虚则木郁，会出现不思饮食、胸胁胀满、烦躁易怒、倦怠无力、乳房胀痛、月经不调等肝郁脾虚症状，这时可以用逍遥丸来调和肝脾；脾胃为气血生化之源，脾虚则心神失其所养，会出现心悸失眠、面色无华、不思饮食、四肢无力、月经量少等心脾两虚的见症，可以用归脾丸气血同补；土能生金，脾虚则会出现少气懒言、易于感冒、四肢无力、胸闷气短、不思饮食、大便不调等脾肺气虚的见症，可以通过补中益气丸来"培土生金"；脾胃后天失其化源，先天肾精亦亏，会出现头晕目眩、面色㿠白、四肢倦怠、不思饮食、畏寒怕冷、腹胀泄泻、腰酸背痛、小便清频、阳痿早泄等脾肾阳虚的见症，可以用附子理中丸和桂附地黄丸等通过后天来补先天。

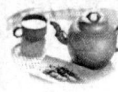

脾胃对人体健康起着决定性的作用，搞清了这个道理，对养生和临床都有很大的启发意义。"善治病者，惟在治脾"，有些医家甚至提出"调理脾胃以治百病"之说。

2007年2月3日，论坛有位24岁网名叫vs-art的患者，发出"杂病十多年，痛苦万分"的求医咨询帖。患者自诉"先天禀赋不足，但自2002年献血两次后，身体直线下降，病症百出。先是在献血后不久左侧颈部及左前胸陆续出现白色斑块，后来被确诊为白癜风，接着出现耳鸣、牙龈出血、口臭、多汗等症，面部及上半身汗尤多，稍一活动便汗如雨下。嗜睡、消瘦，吃肉再多也不见体重增加。便秘、大便如羊屎，小便呈乳白色，双脚冰凉，早泄、会阴潮湿。由此便踏上了漫长的求医和自我治疗之路。从 2003 年至 2006 年 12 月，求医无数，看过无数专家，但病痛没有丝毫减轻。无奈之下甚至自己学习中医开处方……"我仔细分析病情后认为病症复杂，头绪太多，着实不好入手，因此决定先予平调脾胃功能，脾胃枢纽一转，病情自有转机。经过针灸和中药相结合两个多月的精心治疗，至 2009 年 9 月初，患者百分之九十多的病痛已基本消失。

《黄帝内经》说："五脏六腑皆禀气于胃"，胃是食物进入体内的必经之地，人以胃气为本。"有胃气则生，无胃气则死"，人不能吃饭了，五脏六腑就失去了营养来源，再好的药物也不能吸收发挥作用。历代中医在治病的过程中都很重视保护胃气，"医圣"张仲景的一部《伤寒论》，他的全部精华可以概括为"保胃气，扶阳气，存津液"。

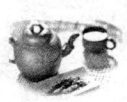

《三国演义》里诸葛亮舌战群儒，面对张昭发难为何他辅佐刘备没有看到立竿见影之效，诸葛亮从容不迫地回答："譬如人染沉疴，当先用糜粥以饮之，和药以服之。待其脏腑调和，形体渐安，然后用肉食以补之，猛药以治之。则病根尽去，人得全生也。若不待气脉和缓，便投以猛药厚味，欲求安保，诚为难矣。""用糜粥饮之"就是先养好人的胃气，等胃气恢复了再用药物治疗，对一个胃气衰败的病人一开始就投以虎狼之药，不仅不能治病，反而会加速他的灭亡。"用药如用兵"，"不为良相，即为良医"，诸葛亮以用药治病来比喻打仗治国的道理，这真是一段精妙绝伦的论述。

相比较而言，西医在认识人体病症间的相互联系和治疗方面，远没有中医深刻，对脾胃的保养没有引起足够的重视。今天去医院看西医，把人体各个脏腑分割成各自独立的单元，看心、脑血管病科的不管你的脾胃好坏，看耳鼻喉等五官科的就病治病，需要治疗的病症尚没有治愈，西药的副作用已经使肠胃苦不堪言。就防病治病的理念而言，我们已经远远落后于千年前的古人了！不论是防病还是治病，先保养好你的脾胃吧！

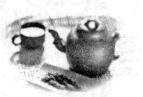

# 八、如何保养好你的先天之本——肾

《黄帝内经》说:"肾者主蛰,封藏之本,精之处也,其华在发,其充在骨,为阴中之少阴,通于冬气。"肾脏是主管蛰伏的脏器,是人体精气封藏的根本。《黄帝内经》又说:"肾者主水","肾气通于耳,肾和则能闻五音矣";肾还藏命门之火,有"水火之脏"和"阴阳之宅"之称。总之,肾为先天之本,肾保养对于养生延年有着不可替代的重要作用。

## 1. "肾藏精",为"先天之本"

根据五行学说,肾为水脏,对应的是北方、黑色和冬季。水的特性是含蓄潜降,冬季冰天雪地、万物蛰伏,肾的生理功能是"主藏精",以封藏为主。没有肾脏的藏精功能,就没有人体的生机勃勃。

生命起源于精。精是精华和精微物质,并不单纯指男性的精液,精液仅仅是全身之精一个很小的组成部分,精还包括脑髓、骨髓、津液和气血等,人体的所有营养物质都可称之为精。肾所藏的精包括先天之精和后天之精,先天之精与生俱来,是禀受父母构成胚胎发育的原始物质,后天之精来源于脾胃化生的饮食营养,后天之精可以补养先天之精。由于肾藏有的先天之精为脏腑阴阳之本,生命之源,因此被称为"先天之本"。精气除供应人体的生理活动外,剩余部分贮藏于肾以备不时之需,因此肾精盛衰对各脏腑的生理功能有很重要的影响。

肾所藏的精气决定着机体"生、长、壮、老、已"的整个生命活动过程。

例如孩童在七八岁的时候,由于肾气的逐渐充盛,出现了"齿更发长"的变化;到十三四岁的时候,随着肾气的充盛,男子产生了精子,女子出现了月经;女子七七、男子八七以后,肾气逐渐衰弱,女子开始绝经,男子的性机能也随之逐渐减退。从幼年的肾精逐渐充盛,到青壮年的肾精进一步充盛,再至精力达到极点,到老年的肾精衰退,全身筋骨运动不灵活,呈现出老态龙钟之象,在整个生命过程中,正是由于肾中精气的盛衰变化,从而呈现出生、长、壮、老、已的不同生理状态。

"肾主骨生髓",肾所藏的精气可以充养骨髓和脑髓。骨质有一个从生长、发育到成熟、老化的过程,如果肾精不足,孩童就会出现"五迟"(立迟、行迟、发迟、齿迟、语迟)、"五软"(头软、颈软、手足软、肌肉软、口软)等生长发育迟缓的表现,成人就会过早衰老,骨质也衰老得快,容易发生疏松、增生、骨折等衰老性病变;肾脏的精气可以充养脑髓,如果肾精亏耗,人就容易精神疲惫、健忘、失眠、被恶梦纷扰。

> 假使人是棵大树，肾就好像大树的根，根深才能叶茂，只有保养好肾才能健康茁壮地长，因此补肾是治疗生长发育障碍、骨质病变、脑病和早衰的重要方法。

"肾藏精"往往决定了一个人的先天禀赋和体制强弱。有些人一生下来就身体强壮，终生很少生病，健康长寿，而有些人从呱呱坠地的第一天起就疾病不断，看病吃药不断。人和人之间有如此大的差异，原因就在于此。

"肾主水"，主持管理全身的水液代谢。肾管理水液代谢包括两个方面：一是将来自水谷精微的津液输布到全身各处，起濡养和滋润脏腑组织的作用；二是将各个脏腑组织代谢后的水液排出体外。人体内的水液代谢是由肺、脾、肾、膀胱等共同完成的，肺主宣发肃降，为水之上源；脾在人体中间，像轴一样运化全身的水湿；肾与膀胱为表里，肾为"主水"之脏，膀胱为"洲都之官"，为水之下源。它们相互协调，共同完成人体内水液的代谢过程，其中肾阳的蒸腾气化，又起着主宰作用。

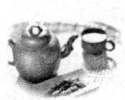

肾调节体内的水、电解质平衡和排泄代谢产物，如果肾主水的功能失调，就会引起水液代谢紊乱，出现遗尿、尿频，或者尿短、尿少、下肢浮肿等病变。中医看病经常询问患者是否口渴，因为通过你的饮水习惯，就可以初步判断身体内部津液的运行和阴阳气血的盛衰。

饮水适量有益，过量则有害，如果饮用了过多的水或者不洁的水，超过了脏腑运化的限度，这些多出来的水就变成对人体有害的"湿"了。现在去医院看病，不论什么病都大量输液，输得过多、过快都会影响体内的水液平衡，导致新的疾病的发生。

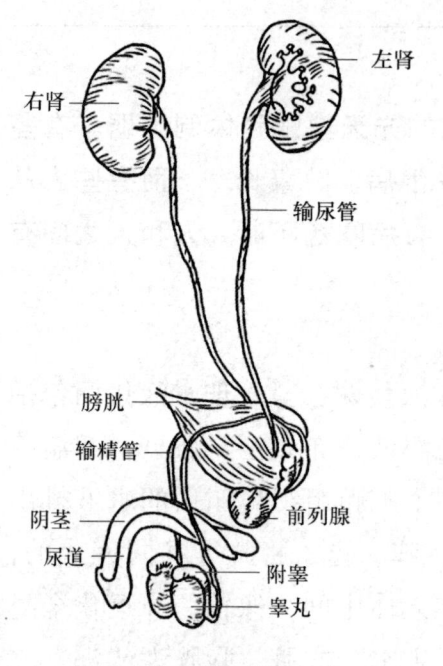

泌尿生殖器模式图（男）

在中医藏象学说里面，肝、心、脾、肺、肾等五脏都是系统和功能单位，与脾胃一样，肾也并非只是一个泌尿系统的器官，它还包含了西医解剖所讲的生殖、内分泌以及脑等器官在内。中医的肾与脑、骨髓、头发、耳朵、膀胱、前列腺、阴茎、睾丸、子宫、卵巢等都发生着密切的联系，是一个具有广泛内外联系和多种生理功能的脏器组织系统。

"肾其华在发，开窍于耳。"头发是肾脏的外候，肾脏的精血是否充盈，可以通过头发的润燥、颜色反映出来，一般肾虚血热的人容易生白发、掉发。孙思邈养生十三法的第一法就是"发常梳"。

肾脏通过经脉和耳朵发生着密切的联系，耳鸣、耳聋的大部分原因都和肾虚有关，通过耳疗不但可以治疗肾脏的病变，而且还可以调理全身疾病。孙思邈养生十三法的第六法就是"耳常弹"、"耳常鼓"。

中医望诊可以从一个人的面色形态初步判断他的体质类型和脏腑盛衰。

> 肾在五行为水，水型人一般面色较黑，聪明、智慧而又深谋远虑，深藏不露。水无常态，随势而变，因此水型人的适应性较强。但水太多则容易泛滥成灾，这类人多奸诈、贪婪而反复无常，女人则性淫；水太少则先天肾气不足。这类人不但一生命途多舛，而且体弱多病。

## 2. 肾为元气之根、生命之门

中医认为精、气、神是人体生命活动的根本，养生主要在于保养精、气、神。肾藏精，炼精可以化气，因此肾为元气之根、生命之门。

> 两肾具属水，左为阴水，右为阳水，命门在两肾中。命门左边小黑圈是真水之穴，命门右边小白圈是相火之穴，此一水一火俱五行，日夜潜行不息，两肾在人身中合成一太极，自上数下十四节，自下数上七节。

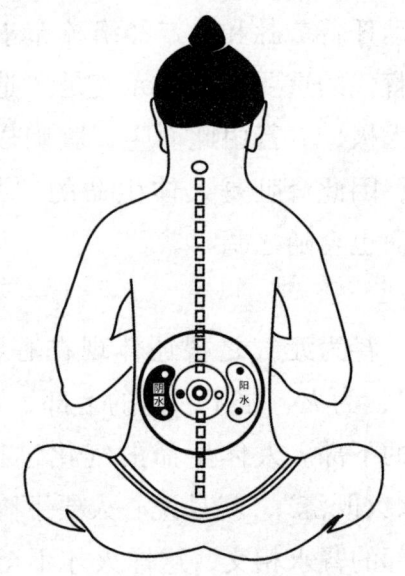

**赵献可两肾合太极图**

宇宙生命的本质为太极，两肾为人体的太极。"腰为肾之府"，肾位于后腰部，左右各一。其中左肾上端平第11胸椎下缘，下端平第2腰椎下缘。由于人体气机是左升右降的，因此大多数人的左肾位置比右肾稍高。

肾的形状近似蚕豆，外缘呈椭圆形，如果围绕两肾的外缘画一个圆，这个圆就是生命的太极图。两肾分别为太极图的阴阳鱼，其中左肾为水、为阴，右肾为火、为阳，因此肾也被称为"水火之脏"、"阴阳之宅"，肾阴和肾阳也被称为元阴和元阳，是人体阴阳的根本。

随着太极阴阳仪的发动，左右两肾的阴气和阳气开始运转，元气随之化生，形成生命活动的原动力。在人体背部的正中线上，两肾之间的下方为命门穴，和人体前面的正中线上的神阙穴相对。元气化生于两肾之间的动气，出入于命门，藏于神阙下的丹田处，借助任督二脉和十二经络疏布于全身，对人体的生长发育起着不可替代的重要作用。元气是"造化之枢纽，阴阳之根蒂，即先天之太极，五行由此而生，脏腑以继而成"，而肾是化生元气的地方，因此肾脏是人体生命的"发动机"，肾脏衰竭则精气枯竭，生命也会随之凋零。

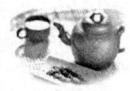

肾为元气之根还体现在心肾相交的过程中。心为"君主之官"，为火，居于人体的上部；肾为"元气之根"，为水，居于人体的下部。人体生命的气化过程呈现为圆的运动，《周易》讲"水火既济"，就是说心火要下降，肾水要蒸腾，上部的心火要和下部的肾水相交，这样火才不至于过分炎热，水才不至于过分寒冷，达到心肾相交的生理状态。如果水在下而火在上，"水火分离"了，人体就要发生疾病。

在心肾相交的过程中，肾脏起着主导和重要作用，因为肾虽为水脏而蕴含元阴、元阳，肾水之中实藏命门之火，水中有火水才能温煦升腾，肾中有火才能因为"同气相求"而引心火下行。

《黄帝内经》说："阳气者，若天与日，失其所，则折寿而不彰；故天运当以日光明，是故阳因而上卫外者也。"从这个意义上看，人体生命活动是以阳气为主的。"天之大宝只此一轮红日，人之大宝只此一息真阳"，阳气消耗殆尽了，元气无以化生，就意味着生命的终结。

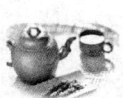

肾为元气之根还体现为"肾生髓"，肾所藏的精气对脑髓与脊髓等的充养作用。"脑为髓海"，为"元神之府"，脑对生命的重要作用是毋庸置疑的，但脑髓是否充足有赖于肾精对它的充养。"肾藏精"，化生的元气，出入于两肾之间、人体背部正中线督脉上的命门穴。督脉为"阳经之海"，阳主升而阴主降，正是由于肾脏不断地"炼精化气"，才能使精微物质源源不断地沿督脉上行，充养大脑。如果先天肾精不足，或者后天失养、纵欲过度损耗了肾精，大脑也会因为失其所养而功能下降，出现精神不振、健忘、失眠多梦等病症。练习小周天功法时，用意念导引丹田处的精气经会阴、过肛门，沿后背的正中线督脉上行，到达头顶的百会穴，实际上就是"炼精化气"、引肾精充养脑髓的过程。在中药里许多药物在补肾的同时，也具有补脑的作用。

肾为元气之根、生命之门，元气充足免疫力就强，从而少生病，即使生病也容易战胜疾病，反之若元气不足就不能产生足够的免疫力去战胜疾病，因此容易生病或者久病不愈。古人养生非常注重元气的重要作用，如道家的内丹修炼，佛家的静坐禅定等，都是用来增强元气的。我们也可以通过食疗、运动以及一些功法的锻炼，促使精、气、神充足，达到健康长寿的目的。

### 3. 肾虚与来自不孕、不育症的困扰

门诊上治疗不孕、不育症的年轻人越来越多。人们常常将不孕和不育混为一谈，其实两者是有区别的。如果育龄男女同居而且没有采取避孕措施，两年以上女方尚未受孕者即为不孕症；虽然怀孕了，但每次都因为流产、早产等原因而没有顺利分娩出活婴的，即为不育症。如果因为男方的原因造成不能生育的，即为男性不育症。

不孕、不育症是全世界都应该引起重视的医学和社会问题，在我国的患病率已经上升为10%～15%，世界上有些国家和地区的患病率已经高达30%。

男女双方都有可能因为全身或生殖系统的疾病引起不孕、不育。据统计，单纯因为女方原因而患病的约占50%，因为男方原因的约占30%，男女双方都有原因的约占20%。

当今临床男科的三大疾病为前列腺炎、性功能障碍和不育症，三者存在因果关系。男性无精或者少精、精子无力、严重早泄、阳痿不能插入、不射精、染色体异常、生殖器感染、输精管阻塞等都可以引起不育。女性输卵管不通畅或者功能不良、炎症、子

宫内膜异位、内分泌失调、免疫因素以及精神过度紧张等，都可以导致不孕。

但是，也有为数不少的夫妇多年不育，到医院检查却没有能够发现任何问题，这是为什么呢？

中医在两千多年前就已经认识到了肾脏对人体生殖、繁衍后代所起的重要作用。《黄帝内经》说："女子七岁肾气盛，齿更发长；二七而天癸至，任脉通，太冲脉盛，月事以时下……四七筋骨坚，发长极，身体盛壮……七七任脉虚，太冲脉衰少，天癸竭，地道不通，故形坏而无子也。丈夫八岁肾气实，发长齿更；二八肾气盛，天癸至，精气溢泻，阴阳和，故能有子……"

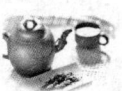

这段话翻译成现代文是说："女性七岁的时候肾气逐渐旺盛，牙齿更换、头发也长；十四岁的时候天癸发生了作用，任脉通畅，太冲脉旺盛，月经按时而下，所以能够生育……到了二十八岁时筋骨更加坚硬，头发也长得极为茂盛……到了四十九岁时任脉空虚，太冲脉衰少，天癸枯竭，月经停止，所以形体衰老而无生育能力了。男子八岁时肾气开始旺盛，毛发长，牙齿更换；到了十六岁时肾气更加旺盛，天癸发育成熟，有精液溢出，阴阳和而生育子女……"

"肾藏精、主生长、发育和生殖"，肾所藏的精气决定着机体生、长、壮、老、已的整个生命活动过程，对生殖能力更起着决定性的作用。十三四岁的时候，随着肾气的充盛产生了一种叫作"天癸"（类似于西医讲的激素，与人的生长、性功能的成熟和衰竭有关）的物质，于是男子产生了精子，女子出现了月经，性机能逐渐成熟，初步具有了生殖能力；女子到了四七二十八岁的时候身体各方面都发育得比较成熟了，最适宜于怀孕生子；女子到了七七四十九岁开始绝经，也逐步走向衰老，失去了生育能力。

生命起源于精，父母的阴精和阳精相交，氤氲和气，聚胎成人。精既是禀受于父母构成胚胎发育的原始物质，也是人类生命繁衍不息、代代相传的源头和动力。

让我们看看现代人是如何对待自己的肾脏，如何一步步地损耗肾精，从而引起不孕、不育的。

◆ **手淫耗精伤肾**。随着性的开放，近年来男性生殖道炎症如前列腺炎、附睾炎、睾丸炎、尿道炎的发病率大大增加，前列腺炎的发病年龄已经从四五十岁提前到了20岁左右。受不良信息的影响，好多正处于青春发育期的青少年按捺不住性的萌动，用自慰来解决生理的困扰，结果导致了前列腺炎的发生。前列腺炎和肾虚有着密切的关系，长期而频繁地手淫不仅过早地损耗了肾精，影响身体发育，还会引起早泄和阳痿等性功能障碍，为以后的夫妻生活带来严重影响，从而导致不孕、不育。

如果男女双方身心健康、肾精充足，孕育的下一代就聪明、健康，易于养育；如果过于早婚、晚婚，或者怀孕后不加节制的进行性生活，都会对胎儿发育带来不利影响。一般而言，女性28岁左右，男性30岁左右为适宜的生育年龄，只有计划生育，才能优生优育。

◆ **流产伤肾**。未婚先孕、随意流产已经成为一个严重的社会问题，在我国，药物流产和人工流产非常普遍，就诊的年轻女性有三五次的流产经历已经司空见惯。流产不但容易引起宫颈糜烂和盆腔感染，而且由于机械或者药物的刺激使子宫的平滑肌强直性收缩，宫腔的内容物会进入开放的输卵管内口，使输卵管形成阻塞而引发不孕；如果形成半阻塞的状态，卵管通而不畅，再孕时就容易发生宫外孕。

多次流产会损耗肾精，肾虚则导致以后不能怀孕，据统计，这种情况已经占据引发不孕、不育症原因的40%左右。如果一味滥性和滥交，不爱惜自己，最终将自食苦果。

◆**饮食生冷伤肾**。肾为"水火之脏"、"阴阳之宅"，其中尤以命门之火为生命、生殖的原动力。过度饮食生冷不仅损伤脾胃，而且损伤肾阳。男性洗冷水澡不仅容易引发前列腺炎，还会使性功能减弱，精子的活力下降，导致早泄和阳痿。如果你每天早起空腹喝一盅冰水，那么你将不再拥有"晨勃"！女性饮食生冷、穿露脐装、低腰裤等不仅会导致内分泌失调，脸上长斑、长痘，而且可以引起宫寒，子宫虚冷没有阳气，自然影响受孕。

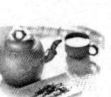

◆**熬夜伤肾**。不良的生活习惯也会导致肾虚。人体生命的节律应该符合天地自然之道，阳主动而阴主静，要按时作息，睡好"子午觉"。但好些年轻人早已经违背了这个生理规律，养成了熬夜的习惯，甚至通宵达旦地上网。子时和午时是人体阴气和阳气交接的时候，该睡觉的时候不睡，阴气不能下降潜藏，阳气就不能孕育升发，极大地影响了性生活和生殖能力。

◆**久坐伤腰伤肾**。每天坐着不动不但容易患颈椎、腰椎等疾病，还会因为缺乏锻炼而使肾脏的阳气逐渐虚衰，活力下降。阳气是主动的，因此保养肾脏一定要适当运动，只有动起来了生命才会充满活力，生殖机能才会旺盛。但这种运动一定要是适度运动，过度运动会损耗肾精、极易疲惫，反而会对性生活和生殖带来不利影响。

肾虚用仪器是查不出来的。有相当一部分不孕、不育症患者去医院检查，却没有发现身体器官有明显异常和客观指征。中医的肾脏并非肉眼可见的单纯肾这一个解剖器官，肾虚也不等于西医的肾功能不全，更不能和肾炎等病变混为一谈。中医所说的肾虚是指有关泌尿、生殖等全身机能的减退，其中也包括神经、内分泌等的功能异常，是机体一系列生理功能的集合。肾虚和大多数神经性、功能性的病变一样，当今医学的检验条件尚不能客观地去发现和界定它，但可以依据中医四诊的"望、闻、问、切"和临床症状来诊断。

中药、针灸治疗不孕、不育症有着悠久的历史和确切的疗效。如主治肾虚阳气不足的古方毓麟温肾珠，治疗肾阴不足的龟鹿五子地黄汤，主治妇女肝气郁结、出自清代妇产科名著《傅青主女科》的开郁种玉汤，主治痰湿过盛引起不孕、出自《叶天士女科》的苍附导痰汤等，对各型不孕、不育症都有很好的效果。

我临床常用针灸配合中药治疗不孕症。针刺气海、关元、子宫、肾俞、血海、阴陵泉、三阴交等穴位，不仅能够活血化瘀，培补元气，还能在短期内调整内分泌，增强性功能。门诊中还发现一些女性患者多年不孕，在针灸治疗其他病症如风湿、颈椎、腰椎病的过程中，竟然意外地怀孕了。针灸治疗不孕、不育症的神奇效果，应该引起足够的重视。

2009年春季，我接诊一位被西医诊断为免疫性不孕的患者。她是西安某企业的人事主管，35岁，结婚数年后曾怀孕数次，但都中途夭折，多方求医未有收效，甚至一度有些医生给她判了"死刑"，认为她将终生不育。她身体发胖，伴随月经不调，量少而推迟，月经有黑黯的血块，来前痛经、乳房胀痛，同时患有腰痛、便秘、失眠多梦等疾病。我诊断她为肾虚血瘀，在用中药、针灸调理两个月后，全身病症逐渐消除，到第三个月就顺利怀孕了！在怀孕期间出现了恶心、呕吐等妊娠反应，且心动过速、下肢浮肿，结合耳穴调理，获得了满意效果，而且还避免了药物对胎儿的副作用。至2010年4月，她顺利产下一个男婴，母子平安。

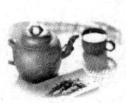

试管婴儿并非治疗多数不孕症的首选技术。它是将卵子与精子取出后在体外受精，等发育成胚胎后再植回母体子宫进行孕育的一种助孕技术，主要适用于输卵管绝对不通和某些盆腔因素导致的不孕症。试管婴儿成功率低，费用高，而且不能治疗肾虚等原发病。好些女性习惯性流产用黄体酮、绒毛膜促性腺激素等盲目保胎，认识不到肾对于妊娠的重要作用，因此疗效也很有限。中药古方泰山磐石散防治习惯性流产有非常好的效果，可以在医生指导下使用。

总之，治疗不孕、不育症必须从病根入手，才能获得满意的疗效。

引起不孕、不育的原因是多方面的，肾虚只是其中一个比较重要的原因。过于肥胖也会引起不孕不育，中医认为"胖人多痰湿"，体内垃圾堆积，造成输卵管不通，极易引起不孕。过度减肥而气血虚弱者也会影响生殖机能，故合理的脂肪摄入对生育机能起着至关重要的作用。为了减肥只吃素食会导致营养不均衡，如缺铁则难以维持正常的月经量和月经周期，缺锌则易导致卵巢功能发育不全，缺碘则有可能引起闭经，从而导致不孕。

心理因素也是导致女性不孕的一个重要原因。女性不孕症患者主要体现为自卑感精神紧张、对生活缺乏兴趣、焦躁多虑、失落等，她们忌讳交谈生育方面的问题，这在农村和文化水平偏低的不孕症患者中表现得更为突出。随着年龄的增大，心理上的压力更加沉重，失去了治愈的信心，这不仅对患者的身心健康造成严重影响，而且还会导致夫妻感情破裂、家庭不和甚至离婚等。不孕症不仅是一种身体疾病，还是一种心理创伤，应该引起我们的重视和关爱。

## 4. 你是肾阴虚还是肾阳虚？——六味地黄丸补肾的误区

大众的一个普遍误区是：一听说肾虚，就自作主张买六味地黄丸服用。其实六味地黄丸并不能治疗所有的肾虚，更不能治愈肾虚引起的诸如掉发、耳鸣、健忘、腰痛、早泄、阳痿等所有病症，盲目服药不仅造成了极大的浪费，还可能把身体吃坏。

肾虚有阴虚和阳虚之分。但什么是阴虚？什么是阳虚？

◆ **阴虚为水不足，阴虚生热。** 阴大多指形质而言，凡是人体的精、血、水分、津液、骨髓、脑髓等有形可见的营养物质，都可以归为阴类。阴虚即意味着这些物质的丢失或者不足，一般把阴和血结合起来，阴虚往往表述为阴血亏虚。阴和阳互相依存，阴虚则热，阴虚的人身体多发虚热，尤其是手足心发热，甚至潮热、盗汗，出现虚火旺盛的表现；阴主静而阳主动，体内的阴液缺乏不能制约阳气，阴虚阳亢，就会导致兴奋、冲动、失眠等精神亢奋的表现。

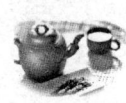

> 肾阴为元阴，是一身阴气的根本。肾阴虚可以引起全身各个系统的病变。表现为：形体消瘦、面色潮红、眩晕耳鸣、失眠少寐、眼睛干涩、视物昏花、口燥咽干、心中时烦、手足心热、潮热盗汗、不耐春夏、皮肤干裂、大便干结、小便发黄、遗精早泄、性欲亢奋、阳强易举、口干多喜冷饮、舌瘦红而少苔、脉细数等。

◆ **阳虚为火不足，阳虚生寒。** 阳是能量和动力，大多指功能而言。凡是人体五脏六腑的生理活动等都可以归为阳类。阳虚即意味着机能下降、活力不足，一般把阳和气结合起来，阳虚往往表述为阳气亏虚。"阳虚则寒"，阳的本意是太阳，阳气不足的人热力不够，会出现畏寒怕冷、手足冰凉等阴寒内盛的表现；阳气主升，阳气旺盛的人热情奔放、精力充沛，生命充满活力；阳虚的人精神困倦、淡漠消极，生命气化的各种功能都随之减弱。

> 肾阳为元阳，是一身阳气的根本。肾阳虚可以引起全身各个系统的病变。表现为：身体虚胖、面色㿠白、少气懒言、健忘消极、嗜卧多梦、畏寒怕冷、四肢发凉、手足冷汗、腰膝酸困、不耐秋冬、大便溏稀、小便清频、遗尿自汗、阳痿滑精、性欲淡漠、宫冷不孕、口不干喜饮温水、舌质淡胖、苔白润滑、脉沉弱无力等。

只要掌握了阴阳的属性，判断阴虚和阳虚其实并不难。"阴虚则热，阳虚则寒"，判断阴虚和阳虚很重要的一点就是看你身体的寒热。阳虚了身体的热气就不够了，所以凡出现畏寒怕冷、四肢冰凉等表现的大多属于阳虚；阴虚了阳气就会偏盛，所以凡出现畏热喜冷、手足发热等表现的大多属于阴虚。

阴虚、阳虚和体质有关。一般而言，"瘦人多阴虚"、"瘦人多火"，阴虚的人一般偏瘦，这是因为体内阴亏血虚，津液不足不能充养的缘故；阴虚的人多为红脸，尤其是两颧潮红，这是因为阴液亏虚不能制约阳火，虚阳外越的缘故。"胖人多阳虚"、"胖人多痰湿"，阳虚的人一般偏胖，这是因为阳虚水湿不能运化，痰湿堆积于体内的缘故；阳虚的人多为白脸，这是因为阳气不能带动气血充盈头面的缘故。

◆ **判断阴虚、阳虚还要仔细审视几个重要的指标**：食欲、饮水以及大小便的情况。一般而言阴虚的人大多能食，因为阴液不足，所以不耐饥饿，需要水谷的补充；阳虚的人食量偏少，因为阳虚气不化水，湿邪阻滞，所以脾胃运化无力。阴虚的人口渴喜饮，因为体内有热，所以喜饮凉水；阳虚的人口不渴，不爱喝水，因为体内有寒湿，所以喜饮温热的水。阴虚的人体内水液不足，不能濡养大肠，因此大便多秘结而小便短赤；阳虚的人寒湿偏盛，阳气升发无力，因此大便多溏稀，小便多清频。当然以上所说为最基本的判断，具体是阴虚还是阳虚还应该综合全身症状来整体分析。

注解过《黄帝内经》的唐代著名医学家王冰指出："壮水之主，以制阳光；益火之源，以消阴翳。"生病无非是阴气和阳气的偏盛偏衰，治疗时阴虚的要滋阴降火，要用性质凉润的药，阳虚的要补肾壮阳，要用性质温热的药，这样才能使人体的阴阳复归于平衡。

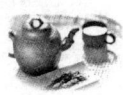

如果本是阳虚却用六味地黄丸，只能使寒者更寒，无异雪上加霜！不少患者受电视广告的误导，把六味地黄丸作为肾虚的补品来服用，不仅想治的病没有治愈，反而吃得浑身怕冷、手足冰凉，导致了更加严重的早泄、阳痿、性欲淡漠等症状，这都是不辨阴阳虚实、胡乱吃药造成的后果。

服用中成药一定要辨证，六味地黄丸也有它的禁忌症。除了肾阳虚外，素体脾胃虚弱、面色发黄、食欲不振、困倦无力、大便溏稀、口不干不喜欢喝水、喝水只爱喝温热的水、舌淡胖苔白滑润，表现为一派阴寒内盛之象的人，服用六味地黄丸不仅不能滋补肾阴，反而会妨碍脾胃的运化功能，出现胸膈痞闷、脘腹胀满、不思饮食、大便溏泄等症状。

现在出现的问题是，好些人把阴虚和阳虚绝对化了，也把阴虚和阳虚的治疗固定化、格式化了。经常有患者和学生问我："我是阴虚还是阳虚呢？是阴虚的人多还是阳虚的人多呢？"

阴和阳是相对的，二者相互依存、紧密联系。阴是人的形质，包括精、血、津液、髓等有形可见的物质；阳是动力，是建立于阴之上的功能活动。生命"体阴而用阳"，是阴阳的相辅相成，怎么能够截然分开呢？

> 人体是一个容器，此处有寒，彼处必然有热；此处阴虚，彼处必然阳虚。说一个人是阴虚还是阳虚，只是判断他体质的大概情况和病证的主要属性而已，大多数情况下，人体会呈现出阴阳寒热相互错杂的状态，临床上很少有绝对的阴虚和阳虚。

纯粹的阳证和阴证毕竟是很少见的，就治疗而言，也不能纯用寒凉药滋阴或者温热药补。《黄帝内经》说："孤阴不生，孤阳不长。"没有阳，阴就失去了活力，是一潭没有生命的死水；没有阴，阳是虚的，是飘在空中的"浮阳"，没有根基。因此治疗用药应当刚柔相济，这样才能达到"阴生阳长"的目的。

明代著名医学家、温补学派的大师张景岳说："善补阳者，必于阴中求阳，则阳得阴助而生化无穷；善补阴者，必于阳中求阴，则阴得阳升而泉源不竭。"根据肾虚证的特点，他创制了千古名方左归丸和右归丸进行治疗。人体的左侧为阴血所主，因此左归丸治疗肾阴不足；人体的右侧为阳气所主，因此右归丸治疗肾阳不足。左归丸、右归丸的最大特点是组方用药体现了"阴中求阳"和"阳中求阴"的思想，滋补的同时不忘温润，刚柔相济，补阴而不寒凉，补阳而不燥烈。相比较而言，六味地黄丸偏于滋腻、容易凉胃，桂附地黄丸偏于温燥、容易上火，而左归丸和右归丸很好地避免了这些弊端，更有利于长期服用。我曾经以左归丸和右归丸交替服用的方法治愈了一例因闭经引起的不孕症。

人的体质有阴虚和阳虚之分，但人的体质是可变的，阴虚和阳虚也不是固定不变的，可以相互转化。疾病的发展是一个动态和连续的过程，肾虚不仅有阴虚和阳虚，还有肾气虚、肾精不足、心肾不交、脾肾阳虚、肝肾阴虚以及湿热夹阴虚等各个证型，而且这些还都是最为基本的情况，每个证型的治疗用药都不是像 $1+1=2$ 那么简单。人体是一个有机的整体，各个脏腑之间相互影响，临床上见到的情况远比这要复杂得多，因此治病用药需要在专业医生的指导下进行。治疗肾虚，并非自己买瓶六味地黄丸就可以解决那么简单！

## 5. "补脾不如补肾"

肾为"先天之本"而脾为"后天之本"，脾主运化而肾藏精气，二者在生理上相互资助、相互促进，病理上则相互影响，互为因果，对生命的重要作用不言而喻。在如何用补上，是该补脾还是补肾，历代医家有着不同意见。"药王"孙思邈倡导"补肾不如补脾"，金元四大家之一的李东垣强调脾胃对元气的充养作用，明代"温补学派"的医学大师张景岳、赵献可等主张从肾论治全身病症。究竟是该补脾还是补肾呢？

肾为元气之根，元气充足则免疫力强，人就少生病，元气不足则容易生病或久病不愈。精、气、神是生命活动的根本，养生主要在于保养"精、气、神"，因此补元气的重要养生价值是毋庸置疑的。

肾之阴阳为人身阴阳之根本，补元阴即为补五脏之阴，补元阳即为补五脏之阳。元阴、元阳受损会波及五脏六腑、四肢百骸、五官九窍，使之发生病变，会对健康造成极大的危害。《黄帝内经》说："治病必求于本"，只有从源头来治疗，才能从根本上解决问题，这个根本就在于肾脏。

肾脏在五行属水而居于人体下部，心在五行属火而居于人体上部，只有心火下降、肾水蒸腾，才能保持生命水火既济、阴阳和谐的状态。如果心肾不交，会出现心火独旺于上而肾水泛滥于下的病变，轻者上热而下寒，如颜面潮红、惊悸失眠、健忘遗精、梦遗、下肢冰凉等，重者会因为水火失济、阴阳分离而导致死亡。通过补肾脏的阴阳使水火充足，是肾水蒸腾和心火下降的前提，对心肾相交具有非常重要的意义。

搞清了补肾的重要意义，对养生和临床用药都有很大的启发。过食生冷寒凉的食物，脘腹冷痛、大便溏稀，中医常用成药附子理中丸来治疗。附子理中丸就是在理中丸补脾的基础上加了走肾经的附子来补火助阳，取"火能生土"之意，验之临床效果很好。好些孩子过食寒冷食物，厌食、挑食，家长只知道给孩子吃健胃消食片等药，这并不能起到多大的作用，就是因为单纯地帮助消化而没有培补肾阳，没有让脾胃运转起来的缘故。

1999年我治疗长安一个患结肠炎的患者,据她说经常腹痛、腹泻,拉了20年的肚子,吃什么拉什么,服用健脾益气、调理脾胃的药无数也不见效,吃西药根本不吸收,拉出来还是西药片。我认为她的病根在于肾阳不足,用补肾的方药给她治疗,吃了20副后完全治愈,20天治愈了20年的病!

所谓"补肾不如补脾"与"补脾不如补肾",其实各有其适用范围。"补脾不如补肾"针对的是由于肾阳亏虚,不能温运脾土而发生的病症,并非脾虚就一律要补肾;"补肾不如补脾"针对的是由于脾胃虚弱,生化乏源而导致的肾精不足,并非肾虚就一律要补脾。疾病的发生、发展错综复杂,我们不能固守拘泥,而应灵活变通,根据各人病症的不同特点采取相应的对策,这样才符合中医辨证论治的精神。

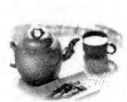

## 6. 保养肾精、延年益寿

《黄帝内经》中黄帝问他的老师"今人比上古时代的人短寿"的原因,岐伯回答说:"今时之人不然也,以酒为浆,以妄为常,醉以入房,以欲竭其精,以耗散其真,……故半百而衰也。"

◆ **保养肾精节欲第一**。不要过早地进行性生活,婚前频繁手淫、婚后放纵性欲都会损耗肾精,导致五脏衰虚。精液中含有大量的前列腺素、蛋白质、锌等重要物质,精子和性激素是睾丸产生的,失精过度会丢失大量与生命有关的重要元素,使脑垂体功能降低,睾丸萎缩,从而加速衰老的进程。"强力入房则伤肾",

"肾精人之宝，不可轻放跑；惜精即惜命，固精人难老"。长寿的秘诀是夫妻分床而眠，心神安定、耳目不染才易于控制情欲，有利保健养生。

◆ **保养肾精要重视食疗的补养作用。**肾藏精，肾多虚证，故保养以补为主。黑色食物大多有补肾、抗衰老作用，对贫血、少白头、脱发、健忘、性功能减退、动脉硬化和脑中风等都有防治作用，如黑米、黑芝麻、黑豆、黑木耳、核桃、板栗、桑椹等。食疗补肾应该选择高蛋白、高维生素、低脂肪、低胆固醇、低盐的食物，高脂和高胆固醇饮食容易导致动脉硬化，使肾脏萎缩，高盐饮食则影响水液的代谢。另外，还要适当配用一些碱性食物，以缓和代谢性酸性产物的刺激，有益肾脏保健。

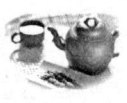

中药的鹿茸、海马、紫河车、冬虫夏草、核桃肉、肉苁蓉、菟丝子、枸杞子、五味子、山茱萸、酸枣仁、女贞子、旱莲草、黄精、明天麻、龟板、鳖甲等都可以补肾填精，增强免疫力，长期服用可以延缓衰老、延年益寿。

◆ **食疗补肾还可以根据阴虚、阳虚的不同情况选用有针对性的食物。**阴虚可选用黑豆、黑芝麻、板栗、猪皮、龟、鳖、鸭肉、海参、牡蛎、蛤蜊、螃蟹、虾皮、乌贼鱼、鳗鱼、鲤鱼、海藻、海带、银耳、荠菜、紫菜、桑椹、黄精、银杏莲子鸡、桑椹里脊等。

饮食宜清淡，避免肥腻厚味和燥烈之品。如果虚火旺盛的可以多吃绿豆、豆腐、蜂蜜、甘蔗等水果蔬菜类清淡饮食，少吃葱、姜、蒜、韭、薤、椒等辛辣之品。

阳虚可选用动物腰子、睾丸、牛肉、羊肉、狗肉、鸡肉、鹿肉、麻雀肉、黄鳝、虾仁、泥鳅、带鱼、鲈鱼、海参、蛤蚧、核桃、洋葱、刀豆、韭菜、茴香、杜仲腰花、大蒜炒雀蛋、荷叶乳鸽片等。应该慢温、缓缓调治，避免上火，同时注意少食生冷寒凉食物。

## 7. 阳虚的人要动起来，阴虚的人要静养

"生命在于运动"，阳虚体质的人应该动起来。阳虚的人热力不够，活力不足，好静而不好动，会出现畏寒怕冷、手足冰凉、精神困倦、淡漠消极表现，应该积极参加各项运动锻炼，以利于激发肾气，使生命充满活力。尤其是长期从事脑力劳动、情绪抑郁的人更应该注意运动保健。

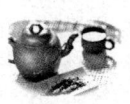

经常坐着不动的人应该加强肾脏和腰的保养。久坐伤腰伤肾，"伸懒腰"是活动腰部的好方法，可以使躺卧了一夜的脊柱从僵硬的状态中苏醒过来。孙思邈的养生十三法要求人们"发常梳"、"腰常摆"，都有利于疏通经络、振奋阳气，是激发肾气行之有效的好方法。

保养肾气可以做腰部的穴位按摩。医家养生以前、后丹田为养生大穴，前丹田为神阙，后丹田为命门，左右手半握拳，分别击打肚脐和后腰，可以行气血，调阴阳。击打后再把两手掌对搓至手心发热，分别放至腰部，上下按摩腰部的肾俞等穴，至腰眼发热为止，可以补肾纳气，防治肾亏所致的腰肌劳损、腰酸背痛。人老腿先衰，腰腿相连通，经常这样锻炼可以祛病强身，延年

益寿。

阳虚之人更要注意小腹和腰背的保暖。过度饮食生冷、喝凉水、洗冷水澡都会损伤肾阳，好些女性喜欢穿露脐装、低腰裤，虽漂亮一时，但久而久之会引起宫寒，导致子宫虚冷，影响月经周期，严重者可导致不孕，对身体造成极大的危害。

"生命在于静止"，阴虚体质的人应该静养。阴虚的人身体多发虚热，精神亢奋，静不下来，出现手脚发热、潮热盗汗、兴奋失眠等虚火旺盛的表现，应该以静养为主，减少运动量，如果过度运动反而会损耗肾阴，导致虚火上升。尤其是有高血压、心脑血管病的中老年都应该注意静养。

黄帝内视功是休养生息的好方法。黄帝内视功要求人们在身心疲惫之余，反观内视，摈弃一切外界的声色刺激，目光内敛，以意内观五脏，调息静养，在祥和、静谧的状态下使紊乱的脏腑功能重新有序地运行。阴虚之人阳气虚浮，往往燥扰不宁，虚火上升，经常做这种静养的内功锻炼，可以保养阴精，使气血阴阳重新归于平衡。

阴虚之人适宜孙思邈养生十三法的"齿常叩"、"漱玉津"的功法锻炼。叩齿时产生的唾液是人体的阴津之宝，漱玉津可以和叩齿结合起来进行。不仅可以帮助消化，对食欲不振、便秘等疾病有很好的防治作用，而且可以固齿益精、滋阴降火，对阴液亏虚引起的虚火牙痛、口干舌燥，以及心脑血管病、糖尿病都有很好的养生价值。

阴虚之人易出现虚火上升，适宜孙思邈养生十三法的"脚常搓"，以引火下行。可以引火归源，治疗心肾不交引起的眩晕、失眠、耳鸣、下肢冰凉、遗精等多种病症，益精补肾，强身健体，防止早衰。

孙思邈养生十三法提出"耳常弹"，"肾开窍于耳"，通过耳朵按摩和耳穴贴压可以激发肾气，治疗数百种疾病。

人存在于天地之间，是大自然的一个组成部分，养生一定要遵循自然之理。一日之内太阳东升西降，人应该顺应这个规律，"日出而作、日落而息"；一年之内，"春生、夏长、秋收、冬藏"，没有秋冬气机的蛰伏潜藏，就没有春夏的生机盎然。肾的生理功能是"主藏精"，以封藏为主，冬天已经来临，该保养你的肾了。

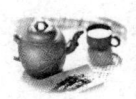

# 九、五脏的药食养生

《黄帝内经》说:"病有久新,方有大小,有毒无毒,固宜常制矣。大毒治病,十去其六;常毒治病,十去其七;小毒治病,十去其八;无毒治病,十去其九。谷肉果菜,食养尽之,无使过之,伤其正也……"长期服药会有一些毒副作用和不良反应,中医自古以来就提倡药物治病、食物延年的养生观。

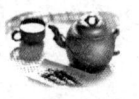

## 1. "药食同源",药补不如食补

药食同源,好些药物本身就是食物,好多食物也都具有药用价值。不论食疗养生还是药物治病,都是以药食的偏性纠正人体的偏性,以此达到阴阳平衡的目的。在一定程度上,药物和食物的界限并不能截然分开。

### 好些调料同时也是药物

如肉桂、生姜、干姜、丁香、小茴香、花椒、白芷、黑胡椒、肉豆蔻、高良姜、吴茱萸等,大多属温热性质,可以温胃散寒、祛除腥味。

## 好些植物既有药用作用，同时也可食用

①**清热解毒**：薄荷、金银花、马齿苋、鱼腥草、胖大海、罗汉果、淡豆豉、淡竹叶、青果、鲜芦根、葛根、牛蒡子、牛蒡根等，其中甘草是最常用的中药之一，可以调和药性。

②**健脾和胃**：橘皮、橘红、藿香、紫苏、茯苓、砂仁、薤白、香橼、佛手、香薷、木瓜、山药、芡实、刀豆、白扁豆、白扁豆花、厚朴花、白豆蔻、山楂、麦芽、鸡内金、莱菔子、金荞麦等。

③**化痰除湿利尿**：荷叶、贝母、杏仁、车前子、车前草、五加皮、薏苡仁、赤小豆等。

④**平肝泻火，具有一定的降压、降脂作用**：桑叶、菊花、山楂、决明子、银杏叶、绞股蓝、杜仲叶、罗布麻、苦丁茶、野菊花、海藻、昆布、海带、木耳等，适用于高血脂、心脑血管病患者。

⑤**活血止血**：小蓟、大蓟、桃仁、槐米、槐花、荆芥、白茅根、玫瑰花、红景天、侧柏叶、益母草等，适用于血液病患者。

⑥**补气血、养心安神**：人参叶、人参果、西洋参、红枣、桂圆、龙眼肉、阿胶、酸枣仁、柏子仁、百合、莲子、刺五加等。

⑦**补肾填精**：天冬、麦冬、黄精、桑椹、玉竹、枸杞子、黑芝麻、女贞子、墨旱莲、山茱萸、鹿茸、鹿骨、菟丝子、五味子、巴戟天、补骨脂、金樱子、骨碎补、韭菜子、何首乌、沙苑子、

益智仁、覆盆子、蛤蚧等。

以上例举部分药食物的功效，实际上每种药食都具有多种功效。如柏子仁、酸枣仁既能养心安神，同时也能治疗便秘。一般而言，仁、籽类药食大都具有润肠通便的作用，除了柏子仁、酸枣仁，还有火麻仁、郁李仁等。蜂蜜是最常用的中药之一，既能润肺止咳，又可以解毒、润肠通便。

孙思邈倡导食疗，《千金方》首立食疗专篇，他说："不知食宜者，不足以存生也。"他还创立了"以脏补脏"理论，如中医认为肾主骨、生髓，他就利用羊骨粥来治疗肾虚怕冷之症。

中医食疗养生学家孟诜享寿93岁，曾师事孙思邈学习，以服食药饵养生最负盛名。他根据自己多年的食养经验，搜集了241种兼具医疗与营养价值的食品，编成了我国第一部食疗学专著《食疗本草》。书中记载了许多常见食疗品如"黄雌鸡补丈夫阳气，羊奶补肺肾之气、亦主消渴、治虚劳，萝卜令人白净肌细，黑豆令人长生、益阳道（增强性功能）"等的食疗价值。

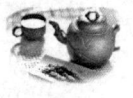

在孟诜的食疗品中，鸡鸭鱼肉皆可入药，水果、蔬菜无所不包，琳琅满目，真可谓"药补不如食补"。

## 2. "四气"食疗，食物的寒热温凉性质

中医对食物的选择有着自己独特的认识，即根据中医的阴阳、五行理论，运用中药学的"四气"、"五味"、药物归经等学说，从食

物的形、色、气、味等属性来研究它对人体脏腑所能起到的作用。

中药治病是以药物的偏性来纠正人体的偏性，食疗养生也是一样的道理，什么最适合自己的身体状况，什么就是最好的营养。

所谓四气，也叫四性，即任何食物本身就具有的寒、热、温、凉四种属性。中药治病遵循"寒者热之"、"热者寒之"的原则，食疗补养也是如此。

> 寒凉性质的食物大都具有清热、泻火和解毒作用，适用于阳热体质和上火一类的病症；温热性质的食物大多具有温中、助阳和散寒等作用，适用于阴寒体质和风寒感冒、胃寒、宫寒、风湿等病症。有些食物性质比较平和，称之为中性食物，适用于脾胃虚弱体质和平常补益身体。

**寒凉性的食物**：小麦、玉米、绿豆、豆腐、海带、海藻、莲藕、蟹、田螺、淡豆豉、马齿苋、蒲公英、白萝卜、番茄、荸荠、紫菜、菠菜、苋菜、芹菜、竹笋、慈姑、荞麦、蘑菇、槐花、薏苡仁、苦瓜、冬瓜、黄瓜、丝瓜、西瓜、甜瓜、甘蔗、椰子水、芒果、枇杷、香蕉、柿子、梨、苹果、绿茶、蜂蜜、猪皮、鸭蛋等。

**温热性的食物**：小米、高粱、葱白、香菜、韭菜、韭籽、刀豆、芥菜、芥子、香橼、佛手、薤白、羊肉、羊乳、狗肉、鸡肉、鹿肉、雀、鳝鱼、鲢鱼、草鱼、橘子、大枣、龙眼肉、桃、荔枝、栗子、生姜、干姜、肉桂、小茴香、辣椒、花椒、红茶、酒等。

**性质比较平和的食物：** 大麦、大米、粳米、陈仓米、花生、黄豆、扁豆、豌豆、豇豆、大豆、赤小豆、蚕豆、黑芝麻、土豆、胡萝卜、鸡蛋、鲤鱼、黄鱼、香菇、大头菜、鸽蛋、鹌鹑蛋、芡实、牛肉等。

食疗补养应该根据食物属性和人体阴阳气血的盛衰相应进补，一般可分为平补、温补和清补三法。平补是用性味平和的食物进补，如各种谷类、豆类、水果和蔬菜等。温补是用性味甘温的食物进补，诸如牛羊肉、红枣和桂圆等，一般用于阳虚寒盛之证。清补是用性味甘凉的食物进补，诸如芹菜、生藕、百合和甲鱼等，一般用于阴虚内热之证。各种补养方法都应该循序渐进，避免操之过急和补养太过。

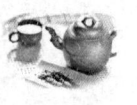

## 3. 五味与五脏食疗

"五味"即酸、甜、苦、辣、咸五种味道。根据五行理论，"酸入肝，苦入心，甘入脾，辛入肺，咸入肾"，这五种味道与人体五脏各有亲和性，且起着不同的作用。《黄帝内经》说："毒药攻邪，五谷为养，五果为助，五畜为益，五菜为充，气味合而服之，以补益精气。"中医在两千多年前就已经认识到了饮食与人体健康之间的内在关系，提出了"谨和五味"的养生原则。

> 这就是说，人的口味虽然千差万别，但各种味道的食物都应该均衡进食，我们应该根据五脏所需来选择食物，而不是自己的喜爱偏嗜。

◆ **酸生肝**：酸味食物对肝脏的保养有利。肝为刚脏，性多燥烈，酸性食物具有酸涩、收敛的作用，可以制约肝气不至于升发无度；肝肾同源，肝肾阴液耗伤可以引起阴虚内热之证，酸味食物与甘味食物相合可以酸甘化阴，滋养肝肾；酸味食物还可开胃生津、增进食欲、杀灭胃肠道内的病菌；酸性食物可以降压、软化血管、防治动脉硬化，有防癌和抗衰老作用。

常见的酸性药食有：米醋、山楂、橙子、酸石榴、葡萄、西红柿、橘子、橄榄、柠檬、枇杷、芒果、乌梅、木瓜、五味子、五倍子、山茱萸等。但要注意，过食酸性食物如葱、蒜等会刺激胃肠黏膜，甚至造成损伤。

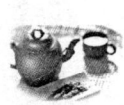

◆ **苦清心**：苦味食物对心脏的保养有利。苦能清热，苦味食物可以清心降火、清神志，治疗心火过盛之证，如苦菜、苦瓜等；苦味食物有排毒、通利大小便的作用，如杏仁、枇杷叶等，茶叶还可强心利尿；苦能燥湿、坚阴，还可以用于治疗湿证及火盛伤阴等证。黄连、黄芩、黄柏都是常用的清热燥湿之药。但要注意，过食苦味食物会损伤人体阳气，身体虚弱者要谨慎服用。

◆ **甘补脾**：甘味食物对脾脏的保养有利。甘即甜，有补益、和中等作用，一般滋补性的药物大多数有甘味，如补脾生血的红糖和大枣，中药的党参、黄芪等；甘有和中、缓急的作用，可以治疗痉挛、拘急性的疼痛，如饴糖、甘草等；甘可调和药性、解毒，如中药里常用的甘草、蜂蜜等，甘草有"和中之国老"的称呼。

气血不足应该多食甘味食物，如红糖、大枣、西红柿、蘑菇、胡萝卜、鸡肉等。但脾虚湿盛不宜食甘，因为甘味滋腻会增加湿气，妨碍消化。糖有镇静作用，脾虚湿盛、抑郁症患者及学生考试之前，都不宜吃过多的甜食。另外，糖尿病、肥胖病及心血管等疾病患者宜少食或不食甘味食物，以免血糖和血黏度增高。

◆ **辛宣肺**：辛味食物对肺脏的保养有利。辛即辣，辛味能行能散，有祛风散寒、行气活血的作用，如生姜可发汗解表，葱可发表散寒。一般解表与行气开窍的药物大多具有辛味，如麻黄、细辛可以治疗外感风寒和风湿痹证，川芎、麝香可以治疗气滞血瘀和神智昏迷。

素体寒容易感冒者，以及气血阻滞等人适宜多服用带有辛味的食物，如生姜、胡椒、辣椒、葱、蒜、韭菜、花椒等，这些食物中所含的辣素既能发散寒湿、预防感冒，又能调理气血、疏通经络。但内热偏盛，经常上火以及胃溃疡、便秘、痔疮等患者是不宜食用的。

◆ **咸坚肾**：咸味食物对肾脏的保养有利。咸味滋阴潜降，有利于肾脏藏精，如海参可以补肾益精、养血润燥，还有苋菜、紫菜、海带、螃蟹等咸味食物都具有补肾作用；咸能软坚、消散结块，有肿瘤、囊肿的人适宜服用咸味食物；咸味有泻下通便的作用，如海带软坚化痰、利水泄热，芒硝治疗便秘、发狂等症。

咸还有调节人体细胞和血液渗透、保持正常代谢的功效，呕吐、腹泻、大量出汗之后要喝适量的淡盐水，以免脱水。患有心脏病、高血压的人都应该少食或者忌食盐及咸味食物。

## 4. "五色"与五脏食疗

五色即青、赤、黄、白、黑五种颜色。根据五行理论,"五色入五脏",其中绿色养肝,红色补心,黄色益脾胃,白色润肺,黑色补肾。人体五脏与大自然的五色有着密切的关联,在五颜六色的"外衣"下,不同颜色的食物蕴含着对五脏六腑的特定食养效果。"五色"食疗,让我们的饮食变得色彩斑斓,蕴含趣味和健康。

◆ **绿色食物养肝**:肝脏对应着东方,为春季,草木发芽,欣欣向荣,青绿色的食物有柔肝的作用,也有利于肝脏的气机条达舒畅。我们提倡绿色食品,因为它可以促进生长、清理肠胃、排毒,始终扮演着生命健康"清道夫"的角色,因而备受人们青睐。"青梅煮酒论英雄",喝酒的时候配一点梅子,青色和酸味就能对肝脏起到双重保护的作用。蔬菜和水果是人体维生素的主要来源,绿色蔬菜中含有丰富的叶酸,而叶酸已被证实是人体新陈代谢中最为重要的维生素之一。

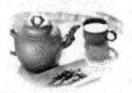

常见绿色食物有:青笋、青菜、青豆、绿豆、菠菜(最养肝的菜)、黄瓜、芹菜、韭菜、青辣椒、荠菜、油菜、豆角、空心菜、萝卜苗等。

◆ **红色食物养心**:心脏对应着南方,为夏季,日到中竿,红红火火,红颜色的食物养心入血,还有活血化瘀的作用。经常食用一些红色果蔬,对增强心脑血管活力、保护血管非常有益处。红色食物还能为人体提供丰富的优质蛋白质和许多无机盐、维生素以及微量元素,大大增强体质。

常见的红色食物有：红豆、红枣、桂圆肉、山楂、草莓、西红柿、桃子、辣椒等。

◆**黄色食物养脾**：脾胃对应着中土和黄色，一年四季都应该保养脾胃，黄色的食物补益脾胃。黄色食物可以为人体提供优质蛋白、脂肪、维生素和微量元素等，常食对脾胃大有裨益。黄色食物也是我们日常的基础性食物。在黄色食物中，维生素A的含量也较丰富，能够保护胃肠黏膜，减少胃炎、胃溃疡等疾患的发生。

常见的黄色食物有：小米、黄豆、大豆、土豆、花生、南瓜、粟米、玉米等。

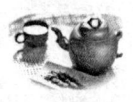

◆**白色食物养肺**：肺对应着西方，为秋季，肺金主降，白色的食物有润肺补肺、肃降肺气的作用。白色食物通过养肺对预防心脑血管病、安定情绪和促进肠蠕动都有很好的作用，经常食用既能消除身体的疲劳，又可促进疾病的康复。白色食物脂肪含量较肉类要低得多，蛋白质也比较丰富，十分符合科学的饮食方式。

常见的白色食物有：银耳、百合、牛奶、大米、冬瓜、白萝卜、莲藕、豆腐、梨、杏仁、山药等。

◆**黑色食物养肾**：肾对应着北方，为冬季，冬季封藏，冰天雪地，黑色的食物可以保养肾精，有利于肾脏的藏精功能。肾精和脑髓相连，黑色食物可以减少动脉硬化、冠心病、脑中风等疾病的发生几率，还可以抗衰老，对贫血、脱发、健忘、早白头、性功能减退等均有很好的疗效。

常见黑色食物有：黑米、黑芝麻、黑豆、黑木耳、海带、紫菜、动物腰子、核桃、板栗、桑椹、何首乌、熟地等。

五味与五色食疗贵在均衡，不可偏嗜。比如早晨可以喝"五豆饮"，其中绿豆入肝，性味甘凉而清热解毒；红豆入心，清热除烦、活血消肿；黄豆入脾，能补脾益气；白豆入肺，补益肺气、和五脏、止消渴；黑豆入肾，补肾精，利水道。晚上可以喝"五谷杂粮粥"，从绿豆、大枣、红豆、红薯、麦仁、大米、南瓜、花生、山药、燕麦、黑米等里面选择五种熬粥。平时可以吃"五谷杂粮馍"，用高粱面、荞麦面、黄豆面、玉米面和白面等混合在一起蒸成杂面馍食用，以避免饮食单一。

## 5. 五脏的辨证食疗

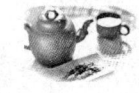

人的体质千差万别，食物的性味各种各样，人们普遍关心的问题是："我的身体状况应该选用什么样的食物呢？"

如何把自己的体质状况和食物对应起来，是食疗养生的较高境界。中医治病的最大特点是辨证论治，食疗养生也应该根据五脏所出现的不同情况"辨证食疗"。

◆ "肝藏血"，肝脏病变以肝血不足和肝气郁结、肝火上炎最为常见。

肝血不足表现为：眼睛干涩、视物昏花、爪甲苍白、容易抽筋、手足震颤，妇女月经量少、痛经、闭经等。可选的食物有：

枸杞、桑椹、金针菜、猪肝、鸡肝等。

肝肾同源，补养肝肾的药食同时也有补养肾精的作用。膳食可用枸杞炖鸡、桑椹里脊、阿胶炖肉、胡萝卜炒猪肝、龙眼肉粥等。

肝气郁结表现为：情绪不稳、忧郁敏感、爱生闷气、时时叹息、咽喉如有异物、胸胁及乳房胀痛、月经不调、痛经等。可选的食物有：枸杞苗、胡萝卜、荞麦、韭菜、橙子、柑皮、茴香菜、高粱皮、刀豆、佛手、香橼等。

如果肝郁化火出现性情急躁、烦躁易怒、眩晕耳鸣、口干口苦、目赤肿痛等症状，可以食用清肝降火的食物，如菊花、菠菜、芹菜、绿豆、绿茶等。

◆ "心为君主之官"，心脏病变以"心主血脉"和"心主神明"的功能失常最为常见。

心血供养不足或者管理血脉运行的功能失常，表现为：面色不华、唇舌色淡、头晕目眩、气短乏力、心悸、心前区疼痛、肢体的血液循环瘀阻、瘀斑等。可选的食物有：猪心、龙眼肉、鸡肉、大枣、西红柿、红豆、花生等。膳食可用枸杞炖鸡、银杏莲子鸡等。

心脏发生病变会影响精神意识和思维活动，甚至使之发生紊乱，表现为：心悸健忘、失眠多梦、喜笑不休、情绪不能自控、发呆癫狂等。可选的食物有：红豆、元肉、山楂、草莓、西红柿、桃子等。

◆ **脾主运化而胃主受纳，脾胃虚则消化吸收发生障碍。**

表现为：食少纳呆、腹胀便溏、肢体倦怠、舌苔厚腻等。可选的食物有：山药、白扁豆、刀豆、山楂、乌梅、蘑菇、猴头菇、香菇、萝卜、乳鸽、野鸡等。膳食可用香菇肉片、大蒜炒雀蛋、扁豆炖牛肉等。

脾胃为气血生化之源，脾胃虚则气血皆虚，表现为：面黄体瘦、头晕眼花、神疲乏力、白带清稀、月经量少等。偏于补气的食物有：粳米、糯米、小米、大麦、山药、灵芝、牛肉等。偏于补血的食物有：龙眼肉、荔枝、桑椹、菠菜、金针菜、西红柿、乌骨鸡、猪血、大枣、枸杞子、阿胶、何首乌、紫河车等。膳食可用人参莲肉汤、人参大枣粥、当归生姜羊肉汤、木耳炖牛筋、栗子鸡等。

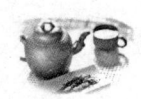

脾虚或者过食肥甘厚腻则聚湿生痰，表现为：体态臃肿、头身重困、嗜睡神疲、皮肤油垢多、口中黏腻、白带量多、舌体淡胖、舌苔厚腻等。可选的食物有：白萝卜、紫菜、海蜇、香菇、洋葱、扁豆、赤小豆、蚕豆、冬瓜仁、山楂、山药、薏苡仁、白果等。膳食可用鲤鱼汤、冬瓜汤、泥鳅炖豆腐、萝卜丝饼、鲫鱼赤小豆汤、山药薏仁汤等。

◆ **肺主呼吸而主皮毛，是人体抵御外邪侵袭的藩篱和免疫系统。**

肺气虚弱表现为：面白无华、声音低怯、自汗畏风、胸闷气短、咳嗽气喘、鼻炎、咽炎、容易感冒、抵抗力下降等。可选的食物有：猪肺、荸荠、杏仁、花生、生姜、葱、蒜、韭菜、白扁豆、山药、百合等。膳食可用虫草气锅鹌鹑等。

肺阴耗伤，阴虚火旺，表现为：两颧潮红、五心烦热、潮热盗汗、消瘦乏力、口咽干燥、干咳无痰、大便秘结、口干喜饮、舌红少苔等。可选的食物有：银耳、百合、牛奶、莲子、木耳、冰糖、枇杷、白萝卜、梨、藕、豆腐、梨、杏仁、山药等。膳食可用银杏莲子鸡、莲子百合炖猪肉等。

◆肾藏精，多虚证，肾的保养以补为主，可分为补阴和补阳两种。

肾阳虚表现为：面色㿠白、畏寒怕冷、腰膝酸软、小便清频、遗尿、阳痿早泄、宫冷不孕、口不干、不喜饮水、舌淡胖、苔白润滑等。可选的食物有：动物腰子、睾丸、羊肉、鸡肉、牛肉、泥鳅、带鱼、鲈鱼、海参、核桃、蛤蚧、洋葱、茴香、人参、菟丝子、艾叶等。膳食可用杜仲腰花、大蒜炒雀蛋、荷叶乳鸽片等。

肾阴虚表现为：面色潮红、五心烦热、眩晕耳鸣、腰膝酸痛、潮热盗汗、失眠多梦、阳强易举、闭经、口咽干燥、舌红苔少、脉细数等。可选的食物有：黑豆、黑芝麻、板栗、荠菜、鳗鱼、鲤鱼、海藻、海带、紫菜、虾皮、桑椹、黄精等。膳食可用银杏莲子鸡、桑椹里脊等。补肾的食物大多有健脑益智的作用，如蛋黄、芝麻、核桃、松子、栗子都可补益脑髓。

以上介绍的五脏辨证食疗方案，都是针对较为简单的标准证型。人的体质是多种多样的，发生病变时出现的证型更为复杂多变，临床上以混合证型更为常见，因此要在医生的指导下选择食物，才能达到更为理想的效果。

## 6. 以莲子为中心的"莲仁"系列养生食疗方

《本草纲目》："莲之味甘，禀清芳之气，得稼穑之味，乃脾之果也。交心肾，厚肠胃，固精气，强筋骨，补虚损止脾泄久痢，赤白浊，女人带下崩中诸血病。"《本经》：莲子"主补中，养神，益气力。"

养生最重要的莫过于养心，莲子归心、脾、肾经，不但补益心脾，养心安神，结合不同的配伍，还可以益肾，养肝，厚肠胃，对全身多种疾病都有养生和食疗作用。

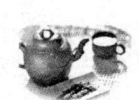

在近30年的临床实践中，我受中药归经、阴阳五行和藏象、经络学说等理论的启发，研制出以莲子为核心，结合不同的配伍，用以调养五脏的"五莲仁"系列养生食疗方，供大家参考。

2018年，国家卫健委公布了既是食品又是中药材的111种最新"药食"名单：莲子、金银花、山药、酸枣仁、覆盆子、桑葚、桑叶、菊花、荷叶、杏仁、百合、火麻仁、栀子、枸杞子、韭子、黄精、铁皮石斛、山萸肉、天麻、党参、西洋参、黄芪、杜仲叶、灵芝等。这是五莲仁"药食同源"系列食疗方的重要来源。

### 金莲仁——养肺

药食成分：金银花、莲子、甜杏仁、百合、山药、薏苡仁、麦芽、芦根、薄荷等。

养生作用：辛味入肺，"肺主气，司呼吸，开窍于鼻，肺主皮毛。"金莲仁以金银花为君，在五行为金，对应人体的肺（呼吸系统）。金莲仁润肺止咳，补土生金，提高人体对外邪的抵抗力，可以防治上感、雾霾、咳嗽，清理皮肤和呼吸系统垃圾。

适宜人群：肺脏娇嫩，抵抗力弱，容易感受外邪，感冒，鼻炎、咽炎、上感，口干多饮，容易上火，咳嗽，痰多，胸闷，气喘，皮肤容易过敏、发痒，长痘，免疫力低下等。金莲仁是肺、气管等呼吸系统疾病康复人群，和反复感冒的成人、儿童的理想食疗方。

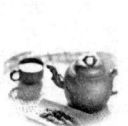

不适宜人群：极度阳虚、虚寒性体质（也可以配合覆莲仁同时饮用。）

### 山莲仁——养脾胃

药食成分：山药、莲子、砂仁、薏苡仁、麦芽、鸡内金等。

养生作用：甘味入脾，"脾主运化，脾恶湿，脾胃为后天之本，脾主思。"山莲仁以山药为君，在五行为土，对应人体的脾胃（消化系统）。山莲仁养脾胃，健脾祛湿，理气和胃，促进胃肠蠕动，帮助消化，脾胃和则五脏安。

适宜人群：土行人，面色发黄，肌肉松弛，舌苔厚腻，口不干，不爱喝水，口气重，食欲不振，消化不良，虚胖或消瘦，腹胀，大便不调，倦怠乏力，不爱运动，多思虑。山莲仁是脾胃病和多种慢性疾病康复的理想食疗方。

不适宜人群：食欲旺盛者。

**酸枣莲仁—养肝，促睡眠**

药食成分：酸枣仁、莲子、茯神、百合等。

养生作用：酸味入肝，"肝主疏泄，体阴而用阳，肝主怒。"肝阴不能亏，肝气喜调达。酸枣莲仁养肝，滋肝阴，补肝血，镇静安神，促进睡眠，调和肝脾，有助于诫怒，保持情绪平和。

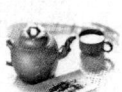

适宜人群：木行人，面部红血丝、长斑，情绪敏感、不稳定，失眠，健忘，急躁，爱生气、动怒，口干多饮，容易上火，头晕，盗汗，皮肤容易过敏，肢体抽筋。酸枣莲仁是失眠以及心脑血管病、中风体质等人群的理想食疗方。

不适宜人群：嗜睡症

**覆莲仁—温肾阳，养肾精，延年益寿**

药食成分：覆盆子、莲子、砂仁、山药、人参（人工种植）、益智仁、枸杞子、黄精等。

养生作用：黑色入肾，"肾藏精，主骨生髓，肾主生殖，为先天之本。"覆莲仁以覆盆子为君，在五行为火，对应人体的肾阳。覆莲仁温肾阳，养肾精，醒脑益智，培补人体的先天之本，激发身体活力，增强性功能。

适宜人群：气色不好，没有光泽，身体怕冷，舌质胖、齿痕多，不爱喝水，健忘，大便不调，小便频繁，夜尿多，腰酸背痛，腰膝酸软无力，男、女性功能减退，性生活淡漠，男性精子活力低下，精子畸形，阳痿，早泄等。覆莲仁是肾虚偏于阳虚者以及不孕不育等的理想食疗方。

不适宜人群：兴奋、容易上火者（也可以配合酸枣莲仁、金莲仁同时饮用。）

**椹莲仁——滋肾阴，补气血，延缓衰老**

药食成分：桑椹、莲子、砂仁、山药、黄精、枸杞子、鸡内金、玫瑰花等。

养生作用：红色入血，"肾藏精，主水，肾主生殖，为先天之本。"椹莲仁以桑椹为君，在五行为水，对应人体的血和肾阴。椹莲仁滋阴补肾，调养气血，补血活血，乌发美颜，延缓衰老。

适宜人群：面色发白、发黄，没有颜色，头发早白，脱发掉发，身体时而怕冷，时而怕热，小便频繁，夜尿多，女性子宫内膜薄，月经推迟，月经量少，卵巢早衰，容颜衰老等。椹莲仁是血虚，肾虚偏于阴虚者、阴阳两虚者，以及不孕不育等的理想食疗方。

不适宜人群：兴奋、容易上火者（也可以配合酸枣莲仁、金莲仁同时使用）。

随着人们对健康的重视，在物质生活日益发达的今天，中医药膳食养生有着广阔的前景。

[附] **食疗歌**

生梨饮后化痰好，苹果消食营养高，
木耳抗癌素中荤，黄瓜减肥有功效，
紫茄祛风通脉络，莲藕除烦解酒妙，
海带含碘消瘀结，香菇存酶肿瘤消，
胡椒祛寒兼除湿，葱辣姜汤治感冒，
大蒜抑制肠胃炎，菜花常吃癌症少，
鱼虾猪蹄补乳汁，猪牛羊肝明目好，
啤酒能降胆固醇，绿豆解毒疗效高，
蜂蜜润肺又益寿，葡萄悦色人不老，
盐醋防毒能消炎，韭菜补肾暖膝腰，
花生降醇亦营养，冬瓜消肿双利尿，
柑橘消食化痰液，抑制癌菌猕猴桃，
香蕉含钾解胃火，禽蛋益智要记牢。

# 十、写给爱美的女士，如何做到驻颜有术

> 汉乐府《陌上桑》描绘了罗敷的美貌："行者见罗敷，下担捋髭须。少年见罗敷，脱帽着帩头。耕者忘其犁，锄者忘其锄。来归相怨怒，但坐观罗敷。"美女养眼，貌美的女性会激发人的热情和获得身心的愉悦。宋玉《登徒子好色赋》这样描绘美女："东家之子，增之一分则太长，减之一分则太短；着粉则太白，施朱则太赤；眉如翠羽，肌如白雪；腰如束素，齿如含贝；嫣然一笑，惑阳城，迷下蔡。"美女没有固定的标准，中国传统文化倡导的是一种恰如其分的和谐之美。

## 1. 面色与五脏的关系

"鸟美在羽毛，人美在内心"，没有内在的健康就不会有外表的青春靓丽。我们习惯于向花朵喷洒水珠使它显得新鲜亮丽，却不知土壤才是生养它的关键。

《黄帝内经》说："年四十而阴气自半也，起居衰矣。"由于生理结构的差异，女性比男性更容易衰老。女性的生长周期是每7年转一圈，14岁月经初潮，28岁是生理发育期的顶峰，此后就开始走下坡路了。"35岁而阳明脉衰"，再美的女性35岁后就开

始出现皱纹等衰老的迹象。

> 面部和五脏六腑有着十分密切的联系。额头属于心、肺的反射区，脸颊的左侧属于肝胆，右侧属于肺胃，口唇的周围属于脾脏，下颌属于肾脏和泌尿、生殖系统。

五脏和五色是对应的，心对应的是红色，肺对应的是白色，脾对应的是黄色，肝对应的是青色，肾对应的是黑色。所谓"有诸内必形诸外"，脏腑的功能不好，会由里及表地通过面色反映出来，这就是中医的"望诊"原理。

"心其华在面"，"心主血脉"。心脏的功能是否正常，直接决定面色是否健康，因为面部有赖于心脏的供血供氧。如果心血不足，面色就会苍白而缺乏红润；如果心火过旺，面部就会出现过多的红血丝，甚至长痘和疮、疖等皮肤感染。"心主神明"，从面色可以看出一个人的精神状态。心脏气血充足的人有"神"，人显得精神、年轻，否则显得衰老。

"肺主皮毛"。皮肤是女人的第二张脸，皮肤是否细腻、润泽和肺脏有着密切的关

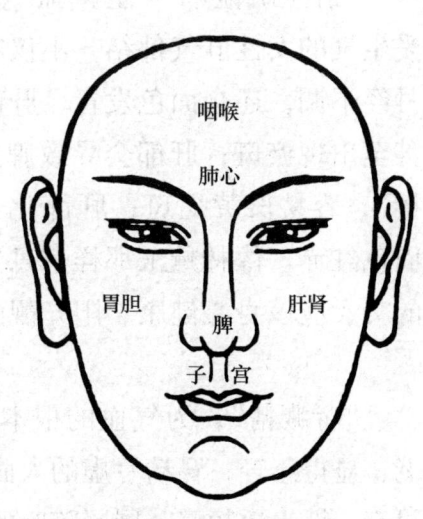

**脏腑面部反射区图**

系。"肺主气"而"心主血",心肺的气血交换正常,面色就会白里透红。肺管理气血和津液的"宣发、肃降",肺气充足的人皮肤细腻、润泽而光滑,肺气虚弱的人抵抗力下降,容易感冒,皮肤苍白,缺乏光泽。肺和大肠在经脉上相为表里,肺气不降会影响到大肠的排泄功能,体内垃圾堆积,皮肤毛孔就会显得粗大,脸上长斑、长痘,形成暗疮、粉刺之类的皮肤病。

"脾胃为气血生化之源"。面色是否充盈和皮肤是否富有弹性,有赖于脾胃的消化、吸收功能是否正常。脾虚的人营养不良,面部缺乏气血的滋养,发黄而黯淡无光,肌肉松弛,憔悴衰老。脾湿则导致体内垃圾堆积,脂肪过剩,体型臃肿,脸部肌肉下垂,还会因为皮肤的新陈代谢不良而长斑。脾虚和脾湿都和饮食有关,丑是吃出来的,美也是吃出来的,营养均衡既是健康的保证,也是美丽的基础。

"肝主疏泄","主藏血",是气血的调节系统。"肝主怒",爱生气的女性肝气郁结,不仅容易头痛、乳房胀痛、内分泌紊乱、月经不调,还会面色发青。肝郁会导致气滞血瘀,肤色失去均匀,甚至出现瘀斑;肝郁会导致脾虚,肝脾不和的女性面色"青黄不接",容易长黄褐斑;肝郁化火会情绪急躁,脸上出现红血丝,面色红赤。像林黛玉那样郁郁寡欢的美女不是我们的追求,真正的美女应该身心健康、阳光靓丽。

"肾藏精",为气血的根本。肾精充足的人朝气蓬勃,不易衰老,显得年轻,肾精亏虚的人面色黯淡无光,精神萎靡不振,容易早衰。性生活频繁、屡屡堕胎的女性,或者动过子宫、卵巢等手术的女性,因为过多耗损了肾精,面色往往会一落千丈。"肾主水",

肾虚会引起体内水液的运行障碍，面色会黑黯无比。好些患肾病的女性面色黧黑，服用中药治愈后，又焕发出了昔日的光彩。

**脸红未必健康**。东方人正常的面色应该是"红黄隐隐，明润含蓄"。《黄帝内经》形容为"白绢裹朱砂"，即看上去如白色的丝绢裹着朱砂，可谓"白里透红"。但这种红色不应该过于外露，如果红色直接透了出来就叫"浮光外露"、"虚阳外越"，有可能为肝火过大、肺胃热盛和阴虚火旺的病态反映。

面色过红还有可能是血液循环失去了平衡，如果脑部供血和回流失衡，会把脸憋红。如果面色黯红甚至出现酱红色，这就说明体内的血液循环严重失衡了，要警惕心、脑血管病的发生。

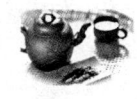

**熊猫眼、黑眼圈都是脏腑失调**。"眼睛是心灵的窗口"，"肝开窍于目"，眼睛的健康还和脾脏、肾脏有着密切的联系。

肝脏的气机要调达舒畅，肝、脾的气机是主升的，肝脾不和会导致眼睑松弛下垂；脾主运化水湿，肾为水脏，脾、肾功能失常，会导致水湿在体内堆积过多，泪囊不能排出浊物，渐渐形成眼袋鼓胀和黑眼圈。睡眠不足是损坏容颜的大敌，有些女性经常熬夜，睡眠质量不高会损耗肾精，使阳气下陷，导致眼袋和黑眼圈的出现。美女是调养出来的，也是睡出来的，因此说"睡美人"。

从西医的角度看，眼袋一旦形成是无法消除的。但我在实践中通过调肝、健脾、补肾的方法，使一些女性的眼袋很快消除，相关疾病也获得了治愈。曾经治疗过一位西医的外科教授，他因为多年的失眠而眼袋凸出，耳穴治疗一次后当天晚上就睡了一个安稳觉，眼袋也明显缩小了。经过后续的治疗终于成功地祛除了眼袋，他从此迷恋上了耳穴疗法。

有什么方法可以快速去除黑眼圈吗？这个方法你不妨一试。

◆ 土豆片敷眼：土豆具有美白功效，把土豆刮皮后清洗，切成薄片，敷在黑眼圈处，数分钟后取下，再用清水洗净。土豆以大个的为佳，因为覆盖面较大，更有助于改善黑眼圈状况。

**养颜的重点在于调理五脏**。一般而言，前额出现痘疮是心、肺内火太盛、毒素堆积所致，脸青唇白是心血虚的表现，脸色萎黄是脾胃气血不足，脸色发青是肝脾不和，脸色发黑、黑眼圈、眼睑浮肿是肾精亏损。心脾的气血充足，可使面部有充足的营养；肺功能正常，可使面部得到充裕的水分滋养；肝气舒畅，不生气，可以使人精神愉悦，脸上富有光泽；肾气充足，可使"精、气、神"彰显于头面。"流水不腐，户枢不蠹"，只有体内气血的正常循环才能使你青春永驻、容颜不衰。

没有一张漂亮的脸蛋固然是件苦恼的事，但如果只知道把钱花在化妆品上，而忽视了内在的保养，就本末倒置了。美女出自天然，更在于后天的驻颜有术。保养"精、气、神"，做一个健康而美丽的女人。

美丽源于健康，健康始于养生；
养生在于调理，调理基于和谐。

## 2. 皮肤保养，光艳动人

皮肤是人的第二张脸，女人如花，只要精心呵护，每个女子都会拥有花一般的芬芳和美丽。

### 蜂蜜是润肤美容的"百花之精"

蜂蜜自古以来就是理想的天然美容剂。晋代郭璞在《蜜蜂赋》中说："灵蛾御之以艳颜。"南北朝时百岁名医甄权在《药性论》中记载"蜂蜜常服面如花红"。

蜂蜜滋阴润肺、通便解毒，可以清洁、营养和湿润皮肤，防皱皲裂、祛斑除痘，使皮肤白嫩光滑而富有弹性。蜂蜜可提高血液中血红蛋白的含量，使皮肤红润而充满光泽；蜂蜜还是养颜美发的精品，可使头发润泽黑亮，柔性增强，治疗断发和脱发。

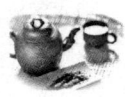

蜂产品有蜂胶、蜂王浆和花粉等，可根据自身情况选择使用。蜂胶排毒、净化血液，还有消炎作用，可以很好地防治粉刺及一些慢性感染，让肌肤问题在不知不觉中消失。蜂王浆营养丰富，不仅具有抗衰延寿的功效，还可以滋润、营养皮肤，使皮肤柔嫩而富有弹性。《木兰诗》中唱道"当窗理云鬓，对镜贴花黄"，花黄就是蜂花粉，有抗衰老、乌须发、除雀斑等作用，被誉为"美容之源"，对青春痘效果也良好。

古人有"朝盐晚蜜"的说法，早上空腹喝盐水，晚上空腹喝蜂蜜水，有益于健康。

◆ 蜂蜜搽抹方法：将蜂蜜加2~3倍水稀释后，每日涂敷面部按摩；也可以用纱布浸渍蜂蜜后轻轻擦脸，直到脸部有微热感为止，然后用清水洗净，也可以用蜂蜜搽抹以滋润口唇。

## 牛奶是滋润、洁肤的"液体黄金"

牛奶自古以来就被当作美容佳品，杨贵妃和慈禧太后都用牛奶兑水来洗澡，使肌肤润滑细嫩而光艳无比。

牛奶含有丰富的蛋白质、脂肪和矿物质，具有补养心肺、滋养阴血和解毒作用。牛奶可以增加皮肤弹性，坚持用牛奶洗脸，会使容颜焕然一新。牛奶对失眠有辅助治疗的作用，拥有高质量的睡眠是健康美丽的前提。

◆ 姜汁奶：牛奶中加入少许姜汁，烧热至90度，不要煮沸，再加冰糖即可。牛奶性质偏凉，脾胃虚寒的人直接饮用会导致腹泻，加姜汁后就变得温润，可以美颜悦色，使面部红润。

## 珍珠粉美容、祛斑的秘笈

珍珠自古以来就是名贵药材、养颜珍品。珍珠中含有钙、钠、镁以及十八种氨基酸，镇心安神、养阴清热、去翳明目、解毒生肌，能治疗神经衰弱、胃和口腔溃疡等病症。

◆ 珍珠一般磨成粉使用，取适量的珍珠粉，均匀地涂于面部或者手上，可以防治皮肤衰老，消除暗疮，促进创伤组织的愈合，保持肌肤的柔嫩和白净。

◆ 蜂蜜加少量水稀释，再加上适量珍珠粉混合，每日早晚涂敷面部，能淡化细纹，使皮肤白皙、光洁细嫩。

### 鸡蛋是健肤美容的佳品

营养学家称鸡蛋为"完全蛋白质的模式"。《本草纲目》说鸡蛋益气补血、"悦颜色"。鸡蛋如今已被广泛应用到美容化妆品中，它能够使我们的脸蛋变得像刚剥下壳的鸡蛋那样嫩滑无比。

◆ 将脸洗净，取蛋清或蛋黄均匀而快速地涂在脸上，15分钟内保持安静，让皮肤收敛，然后用温水洗净并擦上润肤液。蛋清适用于中性和油性皮肤，蛋黄适用于皮肤干涩缺乏光泽、有细小皱纹者。

◆ 珍珠粉蜂蜜蛋清面膜：珍珠粉6克，鸡蛋一个，蜂蜜一匙。把蛋清搅拌至全部起泡沫后加入珍珠粉、蜂蜜，继续搅匀即成。涂于面部，自然干燥，再用清水洗净。美容嫩肤、润肤除皱。

## 3. 痘痘是吃出来的，丑也是吃出来的

长痘的女孩子为什么越来越多呢？中国人历来提倡吃素食，中医强调"饮食宜清淡"，五味都要适宜而不能过度。随着经济

的发展,食物越来越丰富起来,我们的饮食习惯也逐渐向西方人靠拢,"肯德基"、"德克士"遍布大街小巷。但西方人的体质和我们是不一样的,他们几千年来就一直以肉食为主,消化肉食的能力比我们要强得多。而我们的饮食习惯是以纤维性食物为主,你拿着老祖宗给你消化纤维食物的肚子,去对付高脂肪高热量的牛排、鸡腿,肠胃就会不堪重负。《黄帝内经》说:"膏粱之变,足生大疔。"老是吃那些膏粱厚味、辛辣油腻的食物,超过了人体代谢的能力,就会在体内蓄积起来变成毒素。

吃辛辣的食物会"上火"长痘痘,但有些女孩子并不吃那些热性的食物,甚至专爱吃冷饮、冰淇淋,一到天冷的时候就手脚冰凉,满脸的痘痘,这又是为什么呢?

**防痘饮食的"三多两少"原则:**

"三多"是一要多锌:锌可增加抵抗力,促进伤口愈合,如玉米、扁豆、黄豆、萝卜、蘑菇等。二要多维生素:维生素A对肌肤有再生作用,如红萝卜、菠菜、杏仁、芒果等。绿叶蔬菜、鱼类含有维生素$B_2$及$B_6$,可参与蛋白质和脂肪代谢,平复暗疮。维生素C能有效修复被暗疮损伤的组织。三要多粗纤维:可以促进肠胃蠕动,加快代谢,使多余的油脂排出体外,如全麦面包、大豆、笋等。"两少"是一要少肥甘厚味:如动物油、芝麻、花生、蛋黄等。二要少辛辣腥臊:辛辣食物易刺激神经和血管,容易引起暗疮复发,腥臊则容易引起过敏反应。

《黄帝内经》说:"形寒饮冷则伤肺。"身体受寒或者饮食生冷,都会损伤肺脏。"肺主皮毛",皮肤的病变和肺有密切关系。肺是人体最为娇嫩的脏器,风寒侵犯的时候,肺气就会闭塞;饮食生冷,脾胃受寒,进而累及于肺,会导致体内的毒素排不出去。好些蔬菜和水果都是寒凉性质的,如绿豆、苦瓜、番茄、香蕉、柿子、苹果、梨等,吃多了也会长痘痘。

认为多吃水果就一定对身体有益,其实是一个很大误区。

## 4. 减肥的误区

有人以"瘦不露骨,肥不多肉"为美,唐人以胖为美。今天杨贵妃的丰腴之美已经不能适应时代的要求了,当代女性追求所谓的"骨感美",但由于减肥方法不当,不但体重没有减下来,反而增加了一身的毛病。

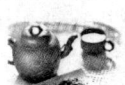

### (1) 过度减肥,白领精英变身"白骨精"

胖人在减肥,瘦人也在减肥。体重减下来了,皮肤却失去了弹性,面色发暗,手脚冰凉,没有食欲,性欲淡漠,月经不调,早衰……

大部分减肥手段依靠泻法或者饥饿法,虽然短期有效,长期下去却会引起人体的新陈代谢失调、内分泌紊乱,为以后意想不到的疾病埋下隐患。有人减肥3个月即得了红斑狼疮,甚至有人因为心、肾功能衰竭而送了性命。

有人通过大量运动减肥。剧烈运动时机体处于无氧代谢状态，在缺氧环境中脂肪不仅不能被利用，而且会导致血糖水平降低，引起饥饿，因此运动后往往会食欲大增，体重反弹。

有人通过不吃早餐减肥。虽然没有吃早餐，但等到了午餐、晚餐的时候，往往会不知不觉地增大食量，把少吃的又补了回来。长期不吃早餐还会影响人体的代谢紊乱，诱发胆结石。

有人以为喝粥能够"清理肠胃"，岂不知喝粥比吃饭更容易吸收，喝粥后血糖会出现高峰值，更易于促进脂肪合成。喝粥比吃饭更容易感到饥饿，不知不觉就喝多了。不要小看那些肉菜汁，所含的油、盐成分很高，很容易摄入过多脂肪和钠，导致胆固醇增多。

有人以为米饭、馒头等主食是导致肥胖的罪魁祸首。主食属于糖类，糖吃多了会发胖，那就不吃主食光吃蔬菜水果好了，一日三餐把水果当饭吃。岂不知水果和蔬菜中含有大量果糖，对脂肪的合成作用更大，更容易增重。蔬菜吸油，只吃菜不吃饭会使你摄入更多的油脂，导致油和蛋白质增多，热量增多必然会导致肥胖。

---

**"汤糖躺烫"，细嚼慢咽是最好的减肥方法**

汤、糖、躺、烫是减肥的大忌。汤就是不能喝太多的汤；糖就是要尽量少吃甜食；躺就是不要老躺着，要多运动，特别是不要一吃饭就躺在床上；烫就是要少吃烫饭。减肥一定要注意吃饭时"细嚼慢咽"，吃同样的食物，细嚼慢咽有利于新陈代谢，囫囵吞枣会导致吸收和代谢发生障碍，引发肥胖。

### (2) 便秘吃泻药的危害

不分辨便秘的原因，只是盲目地去"通"大便，不但便秘没有治好，反而给身体带来了更大的危害。

西安有位女士，因为减肥减出来一种"怪病"：正走路的时候，突然眼前一黑就昏厥过去了，隔一会儿又自己醒过来了。老公为给她看病跑了好几家医院，检查血压正常，心电图正常，也不贫血，脑CT也没发现有什么异常，但就是经常发作，毫无规律，令人防不胜防，感到非常困惑。我详细询问病情才知道，她是书店的营业员，坐的时间很长，吃饭又挑食，经常便秘，几年下来体重增加了十几斤。为了减肥，她经常吃泻药，结果吃药上瘾，不吃就大便不下来。听到这里我明白了，经常吃泻药会损伤身体的阳气，由此会导致脑供血不足，这才是她的病因所在。我给她开了用补中益气汤加减的中药，治疗了一个多月，她再也没有晕倒过，便秘也好了，身材也逐渐变得苗条起来。

滥用泻药会损伤人体的阳气。《黄帝内经》说："阳气者，若天与日，失其所，则折寿而不彰。"阳气对人体来说就像天空中的太阳，失去它人就会损寿，天空就会失去光明。

### (3) 用中药把你"补瘦"

"金元四大家"之一的朱丹溪因为母亲久患便秘，用了各种药物都不能治愈，后来他苦思冥想，用大补元气的人参和健脾祛湿的白术，把母亲多年的便秘终于治好了。

很多人问："我吃得不多啊，怎么还会胖呢？"胃肠功能低下是导致肥胖的主要原因之一，节食减肥只能适得其反。胃肠功能紊乱会导致水分无法在体内代谢，堆积在体内形成脂肪。中医认为脾虚则生湿，"胖人多痰湿"，"胖人多气虚"。气血两虚会新陈代谢失调，造成体内垃圾堆积，从而更容易发胖。

大雁塔附近有一个十二三岁的男孩，弱视，身体虚胖，动不动就出汗。像这种虚胖是坚决不能泻的，我给他开了六味地黄丸和补中益气丸让他同时服用。结果不到一个月，出虚汗就完全好了，视力也有了明显的提高。但是服用了这两种补脾补肾的药后，他的体重狂减，一个月就减了六七斤。她妈妈过来说，再减下去恐怕他爸爸出差回来都不认识孩子了！这是一个用补药而使体重减下来的典型案例。

## 5. 药食排毒，美颜抗衰

"肺主皮毛"、"和大肠相为表里"，消化道既是饮食的入口，也是排毒的出口。如果毒素在体内堆积，会使人憔悴衰老。只有内环境洁净了，我们才会远离疾病，拥抱美丽，美容养颜要从排毒做起。

### (1) 饮食排毒是最科学的排毒方法

日常生活中的许多食物都有排毒作用，既养颜，又瘦身，安全无毒，效果可靠，是最科学的排毒方法。

猪皮和猪蹄润肌肤、和血脉。猪皮含粗纤维、矿物质相当丰富，特别是胶原蛋白的含量几乎可以和海参媲美。常吃猪皮可以滋补肌肤，减少皱纹。猪蹄含较多的动物胶，营养皮肤，促进吸收和贮存水分，防止干瘪起皱，使皮肤丰盈饱满。胶原蛋白质能使皮肤的弹性增强，皱纹变浅或消失，使皮肤娇嫩细腻。中老年人的面部肌肉逐渐萎缩，常吃猪蹄筋可以使咀嚼肌得到锻炼，对健康大有裨益。

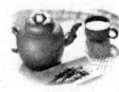

丝瓜、冬瓜是减肥和美容的佳品。丝瓜清热解毒、凉血止血、通经行血，是美容祛皱的"护肤之花"。它色泽青绿，瓜肉清嫩，味道清香，所含的蛋白质、钙、磷、铁和胡萝卜素、维生素C等，在瓜类蔬菜中都是较高的，具有很高的营养价值。

冬瓜性微寒，有清热解毒、祛湿利尿等作用。《本草纲目》说："冬瓜可令人好颜色，养胃益气，久服轻身不老。"《食疗本草》说："欲得面色红润和肌肤润滑者，则可常食之；若要肥腴，则勿食也。"冬瓜不含脂肪，含钠量低，常食可使人体瘦轻健，体型健美。

黑木耳含有的植物胶质具有较强的吸附作用，能够吸附残留在消化道内的杂质，清洁血液，清除污染物质，被称为"人体清道夫"。它还是四大"优质脂肪"之一，经常食用可以通大便、降血压。

海带也是美容食品，可使皮肤滑爽，头发乌黑油亮，还可降脂减肥。海带中含有丰富的碘及其他微量元素和无机盐，能减慢肠道吸收放射性元素锶、镉等的速度，有抗癌作用。

白萝卜"利五脏，轻身益气，令人白净肌肉"。它含有丰富的维生素C，常食可抑制黑色素的形成，减轻皮肤色素的沉积。肠道不畅，有毒物质会进入血液，而白萝卜可以利肠，起到养颜益血的作用。常食白萝卜可以帮助消化，使人面色白皙，肌肉细嫩。

胡萝卜含有大量的果胶与汞结合，可有效降低血液中汞离子的浓度，并使其排出体外。还可以刺激胃肠血液循环，抵抗老化的自由基，轻身养颜。

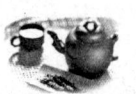

### （2）水果排毒

多吃水果有助于排毒，养颜轻身，抗衰老。一些水果、蔬菜还能直接涂抹于面部皮肤，滋润皮肤，祛除皱纹。

芒果是预防皱纹的最佳水果，能激发肌肤细胞的活力，促进废弃物排出，有助于保持胶原蛋白弹性，延缓皱纹的出现。

苹果中的半乳糖荃酸有助于排毒，果胶则能够避免食物在肠道内的腐化。

香蕉不但能够润肠通便，还能够为大脑提供缓解疲劳和消极情绪所需的营养物质；香蕉捣烂后加半汤匙橄榄油，捣烂均匀地涂在脸上有利于祛皱。

樱桃具有温和的通便作用，还能补充铁质和维生素C，改善血液循环，抗疲劳。

葡萄可以帮助肝和肠胃清除体内垃圾，增加造血机能。

草莓含有多种有机酸、果胶和矿物质，能清洁肠胃，保护肝脏，草莓切片贴面还可以美白。

猕猴桃的维生素C含量是水果中最丰富的，是最有益于牙龈健康的水果，可防治牙龈出血。猕猴桃有抗癌作用。

桑葚的营养成分十分丰富，含有多种氨基酸、维生素及胡萝卜素、矿物质等营养物质，具有滋养阴血、防止血管硬化等功能，养颜美容，延年益寿。

**(3) 药食排毒**

"药食同源"，有些中药本身就是常用的食物，有很好的排毒效果。常用的排毒药食有杏仁、山药和薏苡仁等。

杏仁归肺经，"肺和大肠相为表里"，不论内服、外用均是美容养颜的佳品。《食养本草》用杏仁去皮捣烂，调鸡蛋清外擦面部，治疗"面黑不净，面上黑干疱"。

◆ 杏仁祛皱敷面：杏仁粉6克，白芷粉6克，滑石6克，蜂蜜适量，拌成糊状，睡前敷于面部，15~20分钟后洗去。美白肌肤，祛除皱纹。

山药是养颜美容的健美食品。《医学入门》说："山药补肺津，润皮毛干燥。久服益颜色，长肌肉。"山药敷面可以祛斑，捣敷外用可调理面色萎黄。山药健脾祛湿，可排出堆积于体内的多余的脂肪垃圾，供给人体大量的黏液蛋白质，预防血管脉粥样硬化，减少皮下脂肪的沉积，避免肥胖，养颜轻身。

薏苡仁（薏米），既是健脾祛湿的中药，也是美容食品。《神农本草经》说："久服轻身益气。"薏米具有滋润、消斑、防止脱发等多种功效，制成粉后也被称为"艺人粉"，是美白圣品和纯天然的瘦身食品。

## 6. 经络美容，驻颜有术

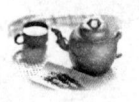

"头为诸阳之会"，"面为五脏之华"。《黄帝内经》说："十二经脉，三百六十五络，其血气皆上于面而走空窍。"头面部是经络气血汇聚的地方，14条经络从面部循行而过。手三阳经（大肠、三焦、小肠）从手走头，足三阳经（胃、胆、膀胱）从头至足，它们分别在面部的不同部位交接。心经有支脉到达面部，肝经循行于目下，奇经八脉的任、督二脉以及冲脉、阳维脉、阳跷脉和阴跷脉都到达头面部，头面部的经络分布十分密集。

### （1）认识头面部的"美容穴"

脸上有很多"美容穴"，运用一定手法，针刺或按揉这些穴位，可以使皮肤变得细腻柔嫩，延缓或减少皱纹的出现。常用的美容穴位有：

①百会：在头顶两耳连线的中点。百会位于人体最高处，是全身阳气汇聚的地方。百会的前后左右各一寸处有四个穴位，叫"四神聪"。经常拍敲百会和四神聪可使气血能够更好地供养头面部。

②印堂：位于额部两眉头连线的中点。中医把印堂称为"魄门"，在面相学属于"命宫"的位置，是看相最重要的部分。印堂是否"发亮"，它的宽窄和色泽变化，往往预示一个人的"运气"。印堂饱满而光明如镜是吉利之相、人逢佳运，晦黯而失去光泽大多预示运气不好或者身患疾病。

③阳白：位于前额的两侧，目正视时瞳孔直上、眉毛上1寸处。阳白穴可以缓解眼睛疲劳，防止上眼睑下垂，消除额部皱纹。

④太阳：位于双眼外侧，外眉梢与目外眦之间向后约1横指的凹陷中。长时间用脑，太阳穴往往会出现胀痛，这是大脑疲劳的信号。太阳穴是缓解疲劳的主要穴位，按揉它可以改善脑部供血，提神醒脑，缓解紧张、焦虑、抑郁和失眠，缓解眼睛疲劳和头痛、牙痛。《达摩秘方》将按揉太阳穴列为"回春法"之一，它具有改善肌肤干燥和祛除色斑的美容功效，使你"返老还童"。

⑤攒竹：位于眉头起始、眉内侧的凹陷中（鱼腰位于眉毛的中点，丝竹空位于眉尾向下的凹陷中）。攒竹又名天门，是阴气化

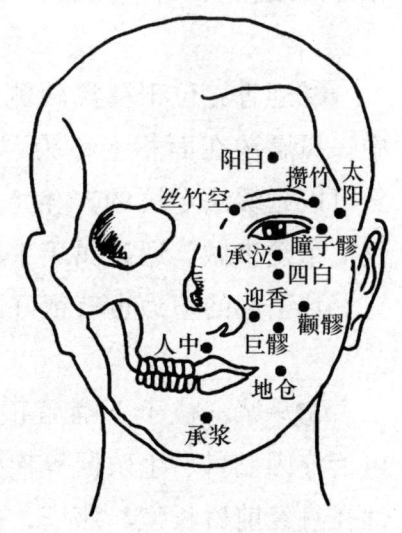

生阳气、地气接纳天光的地方，可以提高视力，改善面部气色。攒竹与膀胱经相通，挤压它可以消除脸部浮肿，促进血液循环，祛除色斑和皱纹。

⑥承泣、四白：眼睛直视前方，瞳孔正下方的凹陷处就是承泣穴，四白穴在它的紧下方，仔细摸有凹进去的感觉。这两个穴位可以消除眼睛浮肿，防治眼袋和黑眼圈，对消除颧部皱纹也有很好的效果。

⑦颧髎：在外眼角的直下方、颧骨下缘的凹陷处，俗称"脸上的拉皮医生"。一旦面部开始松弛，人的衰老就会特别明显。按摩颧髎可以提升面部肌肉，减缓脸部肌肉的松弛下垂，消除皱纹。

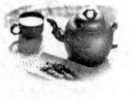

⑧下关、颊车：下关位于耳前颧骨两侧向下凹陷的部位，颊车在下关下方脸角拐弯处的凹陷中，咬紧牙齿时这里会出现隆起。这两个穴位是瘦脸的主要穴位，用中指的指腹轻轻按压，能达到很好的瘦脸效果，对肌肤干燥和缺乏光泽也有明显效果。

⑨迎香：位于鼻翼两侧旁开0.5寸的地方，在鼻翼沟的凹陷中。鼻唇沟在面相上称为"法令纹"，是威严的象征，按摩迎香穴可以延缓法令纹的产生。按摩时用中指轻轻按压数秒再松开，反复重复来做。迎香属于手阳明大肠经的穴位，对于牙痛和因肠胃湿热引起的痘痘也有很好的效果。

⑩承浆：位于下嘴唇正下方的凹陷中，是任脉末梢的穴位，可治疗因妇科、生殖器等疾病及内分泌失调引起的痘痘。很多女性在月经前后长痘、痤疮，按摩承浆穴能够很好地解决这个问题。

按摩时两手中指交叉，轻轻按压，力度要均匀，也可以用玉质刮痧板做点刮。

"面为五脏之华"，美容不仅要在面部做功，更应该根据各人的具体情况选择全身的穴位来整体调理。

面色苍白大多数是由气血两虚引起的，应该按揉足三里、膈俞、脾俞等穴位；脸上有红血丝、"红脸蛋"是因为肝胃火盛引起的，应该按揉肝俞、胃俞、太冲、曲池、风市等穴位；肾虚的颜面㿠白、畏寒怕冷，可以艾灸神阙、气海、关元、肾俞、命门；阴虚的两颧潮红、五心潮热，应该滋养阴血，可以按揉三阴交、太溪、血海。有关这些穴位的具体位置，可以参考经络图和本书"神奇的经络疗法"中的相关内容。

## （2）耳穴疗法，"美容王国里的后起之秀"

在本书《易学实用的耳穴疗法》中提到，耳疗不仅可以防治乳腺增生、月经不调等妇科疾病，还可以祛斑、祛痘、减肥、美容。与其他疗法相比，耳疗见效快捷，没有副作用，因此魅力无穷，博得了广大中青年女性的喜爱。

耳穴美容有王不留行和磁珠贴压、耳穴泻血和割治等几种方法，常

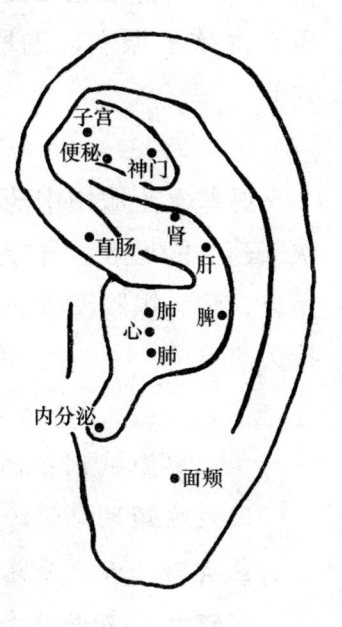

耳穴图

用的穴位有：肺、心、肝、脾、肾、面颊、眼、内生殖器、内分泌、神门等。

"心其华在面"、"肺主皮毛"，故心穴、肺穴为美容养颜的重要穴位，治痘多选。面颊的侧面为肝脏的反射区，祛斑多选肝穴。脾主湿，眼袋多选脾穴。肾主水，对应的是黑色，黑眼圈多取肾穴。面颊为局部取穴，通过泻血可以祛瘀排毒。生殖器穴具有活血、调经的作用，与内分泌穴配合使用可以很好地调节生理节律。

还可根据每个人的病症不同，选取其他有针对性的穴位。如内火偏盛，长痘疼痛，或者失眠者，选取神门，有镇静安神、消炎止痛之效；皮肤发痒、脱屑者，选取风溪，可以祛风止痒；有红血丝、肝胃火盛者，选取肝穴、胃穴；便秘的选取便秘穴、直肠穴；肝气郁结兼见乳房胀痛、情志抑郁者，选取肝穴；面色萎黄、食欲不振者，选取脾穴；腰膝酸困、性欲淡漠者，选取肾穴等。

好些女士服用中药美容，但身体吸收药物需要一个过程，多次服药方能见效。耳疗则不然，可以直达病灶，立竿见影。特别是斑、痘、黑眼圈等，往往可以一次见效。配合中药，疗效更能持久。

典型病例：禹某，女性，46岁，某政法大学教授，因左脸颊黑斑就诊。患者18年前产后左脸长斑，起初颜色黄黯，未以为意，逐渐加重，由黄褐斑转为黑斑。面积较大，占据整个左侧脸颊，而右侧仅有少许黄褐斑。多年服用中西药、外用药效果不佳。伴随失眠多梦、月经不调、乳房胀痛、性急多怒、潮热、多汗等症。选取神门、肝、面颊、肾、内分泌等穴位贴压，同时每隔3日在耳穴面颊区泻血，治疗3次后即有明显效果。色斑转淡，睡眠好转，情绪稳定，后续治疗两个疗程（两个月共20次）黑斑全部消退，从此告别了一边黑一边黄的"阴阳脸"。

耳疗可以解决许多美容产品疗效不佳、令美容师深感棘手的一些难题。它见效快、简单易学，值得推广。

## 7. 药食补养，靓丽一生

良好的心态，是美丽的灵魂；适度的运动，是美丽的基础；科学合理的饮食，是美丽的保证；正确的养生调理，是美丽的守护神。

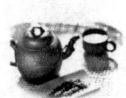

### （1）漂亮女人的饮食宝典

蛋白对于美容有很重要的作用，胶原蛋白和弹性蛋白能使皮肤细胞丰满，肌肤充盈，皱纹减少，是皮肤细腻光滑和富有弹性的保证，因此爱美应当适当地多吃一些豆类、肉食和蛋类来补充营养。

◆ 兔肉素有"健美肉食"之称，补中益气，凉血解毒。常吃兔肉不仅能够预防心脑血管疾病，还可以减肥、消除皱纹，使皮肤变得丰润光滑。

◆ 黄豆炖猪蹄是一道很受欢迎的菜肴。黄豆中的大豆异黄酮能够减轻女性的更年期症状，使皮肤保持弹性。猪蹄生津润燥、补血通脉，具有很好的养颜功效。

### （2）做一个"有血色"的女人

"去年今日此门中，人面桃花相映红。"古人常用"面若桃花"形容美女的光艳美丽，爱美就要做一个"有血色"的健康女人。

"男子以气为用，女子以血为本"。由于生理的差异，女性的月经会导致铁的流失，很容易出现贫血。气血虚弱不仅会面色萎黄、皮肤粗糙、斑点满布，还会脱发、头晕、健忘、失眠。脾胃是"气血生化之源"，肝脏调畅气血的运行，肾脏是"精、气、神"的根本。女性美容的根本在于调养气血，应该多吃红糖、红枣、生姜、花生、枸杞子、龙眼肉、羊肉、核桃、黑芝麻等美颜食品。

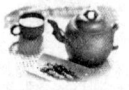

◆ 当归生姜羊肉汤：当归9克，生姜15克，羊肉50克。清水洗净，切片，当归用纱布包裹，加开水与羊肉武火煮沸，再文火煲2~3个小时。此方出自"医圣"张仲景的《金匮要略》，羊肉性热，温阳散寒，原方治疗血虚宫寒引起的月经不调、痛经等病症，适用于妇女阳气不足、内有寒湿引起的面色无华、苍白无力，有很好的美颜功效。阴虚火旺、牙痛、咽喉疼痛忌用。

如果脸上的血色过多，会布满红血丝和出现红脸蛋，还有斑、痘、面色发黑等，都可以通过药食调理达到理想的效果。

◆ 祛斑美白三白汤：白术、白芍、白茯苓各150克，甘草75克，研末混匀，装30个小包，每天1包沸水冲服，也可煎汤。三白汤中白芍养血，白术、白茯苓祛湿排毒，调和气血，美白祛斑。

能美容的中药不胜枚举。养血活血有当归、丹参、三七、阿胶、泽兰、益母草、桃仁、红花，解毒利湿有黄芩、山栀、石膏、芦荟、菊花、大黄、僵蚕、土茯苓，滋阴凉血有丹皮、麦冬、银耳、燕窝、玉竹、百合、黄精、何首乌，温阳补肾有肉桂、苁蓉、乌药、良姜、枸杞子、益智仁等。

中药美容不仅对长斑、长痘、红血丝以及身体虚胖等都有很好的疗效，而且它从调理脏腑入手，没有毒副作用，在辨证用药的基础上可以长期服用。流传千古的中医美容秘笈，将使你变得更年轻、更健康。

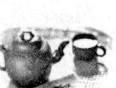

### (3) 吃阿胶和"固元膏"的误区

近几年，在好多女性中流行通过常服中药阿胶或者"固元膏"来养生养颜。有些女性吃后容光焕发、体力倍增、面色红润，但也有些女性因补致病：没有胃口，腹胀便溏，月经规律紊乱，甚至闭经，好几个月月经都不来了……这是为什么呢？

固元膏的组成是阿胶半斤或者1斤，黑芝麻1斤，核桃仁1斤，红枣1斤半，冰糖半斤。其中阿胶、红枣、冰糖这三种药都是滋腻之品，吃进人体后会妨碍脾胃的消化。

中医典籍记载：阿胶"性滋腻，有碍消化，脾虚便溏者慎用"。阿胶性温，加上大枣则易产生燥热。虽然有冰糖性质凉润，可以兼制它的温燥之性，但固元膏的整体药性仍然是偏于温热的。这就是有些人吃固元膏后口干舌燥，甚至导致月经提前，或者闭经的原因。

从中医辨证论治的精神出发，体质虚寒、气血两虚的女性，如果没有虚火上升的症状，可以适当服用固元膏。但如果本来就阴虚火旺、脾胃虚弱，服固元膏并非适宜。再者，阿胶补血，但同时有止血的作用，可以治疗便血、月经量多等出血病症。如果月经量本来就少，常吃阿胶有可能会越来越少，甚至导致闭经。因此，我们不能把阿胶或者固元膏，当作人人都可以经常服用的日常保健品。

> 人们的观念中普遍存在误区，认为养生就是吃补药。如果不区分自己的身体状况，不加区分地滥用补品，不但达不到养生保健的目的，还会导致许多弊病。

## 8. 和谐的性生活使女人容颜艳丽

性爱是人类繁衍的基础和自然的生理需求，和谐的性生活可以使阴阳调和，有利于身心健康。性交能够提高女人的幸福感，性生活和谐的女性不但不易患神经衰弱、乳腺增生等疾病，而且容光焕发，青春靓丽。

性交时阴道滑润，长期不用则功能退化；性爱可以舒缓痛经，做爱时释放的荷尔蒙能松弛引起经痛的拉力，好些处女婚前痛经，婚后很快荡然无存；性爱产生的激素能够提高皮肤的透明度，性高潮会提高你的自信心，因此少妇往往比少女更富魅力；性爱可以摧毁压力，舒缓紧张的情绪，使你驶入甜美的梦乡；性爱促使婚姻美满，性交是最好的沟通，使夫妻更显恩爱。性爱是最好的健身方式，它对肌肉、肠胃、神经和血液循环系统都大有裨益。性爱可以减肥，性交时燃烧卡路里有助于保持身材苗条。

### （1）由性压抑到性冷淡

对许多女性而言，拥有和谐的性生活却是一种奢求。据抽查25~45岁的女性，大约有60%对性生活不满意；有20%~30%对性生活持"无所谓"的态度，也就是说她们早已失去了性生活的乐趣；对性生活满意的仅占10%左右。在这个抽查中，还有大约20%的女性一年仅有一两次性高潮，甚至还有女性从来没有过性高潮，不知道性高潮为何物！

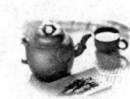

性是人的天性和自然生理，是不可缺少的生活情趣。缺乏适当的性生活，不仅影响夫妻感情，还可能会引发疾病。药王孙思邈在《千金要方》中说："男不可无女，女不可无男，无女则意动，意动则神劳，神劳则损寿。"《素女经》说"阴阳不交，则生痛瘀之疾，故幽、闲、怨、旷多病而不寿"。用阴阳学说来看两性关系，独身主义是不符合人体生理的。医学调查表明，独身者及离异、鳏寡孤独之男女，乳腺癌、子宫癌的发病率均比正常人高。

《史记·扁鹊仓公列传》记载：有一妇人，常有腰背疼痛等疾病，名医淳于意诊断属于"内塞"，病因是由于"欲男子而不得"所致。清代也有因 10 年未过性生活以致有神经症表现的男子，名医徐灵胎的所给的处方是"命与妇人一交"。在中医看来这两个男女之所以生病，是因为长期没有性生活而导致了阴阳失调，因此治疗应该从"阴阳和合"入手，通过"性交"达到阴阳平衡的目的。

性生活不和谐，会引起许多千奇百怪的病症。有些女性精神抑郁，郁郁寡欢，失眠多梦，食欲不振，乳房胀痛，月经不调，但吃药无效，其实真正的病因就在于性的压抑。

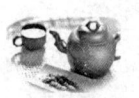

我曾诊治过一个二十五六岁的少妇。生孩子的时候因为大出血而割掉了子宫，导致乳房萎缩，没有性欲。不但丈夫年纪轻轻就要忍受和她分床而睡的痛苦，而且她自己的身体也非常虚弱，三天两头打针吃药。

### （2）性冷淡需要调理

性冷淡的女性瞒不过医生的眼睛和手指。门诊上经常有这样的女性，一身的病痛，就是查不出病因。面色发黯，没有光泽，精神萎靡不振。诊脉时双手的尺脉（医生无名指下的脉）沉弱无力，甚至根本摸不到。我一遇到这种情况，都要委婉地询问她们的性生活状况。她们先是一愕，然后一声叹息：有的长期夫妻分居，有的离异，有的丈夫性无能。找出病因后，她们由衷地赞叹中医的脉法神奇，能够洞人脏腑，诊察出她们难以启齿的病源所在。

去庆阳出差，遇到一对一年只有一次性生活的夫妻。两人都是性冷淡，倒也生活安静，无怨无悔。在西安遇到一个结婚二十多年仅有一次性生活的女性，面色萎黄，没有光泽，整天奄奄一息的样子，老怀疑自己有病往医院跑。后来才知道，她老公多年阳痿，婚后很长时间都没有性生活，为此经常吵架，甚至有一次闹离婚而打了起来。说也奇怪，就在打架那天晚上，老公的生殖器竟然勃了起来，他们有了平生第一次性生活，而那仅有的一次性生活竟然使她怀孕了！但不幸的是，那也是她最后的一次性生活，老公从此再也没有勃起过！我通过诊脉发现她的双手尺脉极沉而微弱无力，这是命门没火的缘故，她多年来身体欠佳的真正原因可能就在于此。

中医不但能诊断出性功能障碍，中药针灸治疗此类病症也有非常好的效果。中药可以用右归丸、左归丸以及地黄丸等系列方剂加减。肥胖的要健脾祛湿，忧郁的要疏肝解郁，失眠多梦的要养心安神。特别值得一提的是针灸疗法，立竿见影，效果彰著。针灸气海、关元、肾俞、血海等穴位时，有些患者在治疗的过程中就有反应，往往一次见效。耳朵上有个动情穴，也可有增强针灸的效果。

好些女性因为面部气色不好就诊，用中药针灸结合治疗后，面部日见红润，性功能也逐渐增强，达到了美容和健康的双重效果。有位女士是来治疗风湿病的，治疗后面色好转，性欲增强，老公惊奇地问她："你这治的是什么病呢？"

门诊来了位男士拉着爱人，一边拉着还一边威胁说："如果今天你不看病，咱俩就离婚！"原来这位女性是西安某商场的营业员，婚前对性生活就不感兴趣，生孩子后更加厌恶，拒绝老公上床。她脸色发白，产后10个月了，月经还没有来，手足冰凉，疲乏无力。我给她艾灸气海、关元和子宫等穴位，10天就见效了，人也有了精神，面色变得红润起来。

性，无论对于健康和美丽，都不是可有可无的。为了健康，为了美，性并非是不可启齿的话题。拥有和谐的性生活，胜过百剂良药！

"很远的地方有个女郎名字叫作耶利亚，有人在传说她的眼睛看了使你更年轻。如果你得到她的拥抱你就永远不会老，为了这个神奇的传说我要努力去寻找。"不但女人追求完美，男人也在努力寻找他心中的另一半。其实最美丽的就在你的身边，尽心地去呵护她，她就是你一定要找到的"耶利亚女郎"，你最亲近的就是你的最美。

**美景可以怡情，**
**美文可以养性，**
**美人可以相伴终生。**

# 附录　大医养成　天下无疾

——记北京中医药大学特聘临床专家赵红军

王长华

赵红军，这位当年被陕西合阳县黑池中学广大师生誉为年轻气盛的"才子"，在 1989 年，却遭遇了人生的滑铁卢——因为特定的原因，他没有像他的两位兄长那样如愿考入北大，高考落榜。

当年的鲁迅"弃医从文"，28 年前的赵红军"弃文从医"。

在极度苦闷之际，赵红军遇到陕西省中医药研究院苏礼老师，苏老师用"脱颖而出"的典故勉励他，后来又引荐他拜"中国式霍金"孙曼之先生为师。赵红军发愤图强，卧薪尝胆 28 年，终于以其在中医临床方面的独到疗效，被中医界最高学府——北京中医药大学特聘为临床专家。

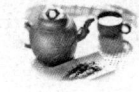

赵红军是从乡村医生开始他的行医生涯的。从"赤脚医生"到高等中医药大学的临床专家，这真是一段传奇的经历！

2015 年 12 月，北京中医药大学校长徐安龙，在广泛调研、征求多方名老中医建议的基础上，锐意改革，在全球范围内遴选特聘专家教授。他打破常规，为高等中医院校引入民间中医的新鲜血液，这在中医沉寂了近半个世纪的今天，无疑是一个巨大的创举。

抱着试试看的态度，赵红军报了名。经过材料初审、学科评议和专家委员会评审三个阶段，以及现场诊病、面试答辩等层层环节，这位来自古城西安的年轻的民间中医，最终有幸成为首届被聘的46位临床特聘专家之一。

谈起这次应聘经过,赵红军坦然说道:"刚开始我的思想其实是有动摇的,就是想试试自己的实力!没想到经过初评,东直门医院现场看病考核,当着众多专家领导的面,及媒体的镜头现场答辩等环节,终于被选聘上了。"

"当徐安龙校长亲自把聘书递到我的手上之后,我还有过动摇,这么做是为了什么呢?我的医馆有20多名学生员工,每天要接诊四五十位患者,休诊一天,损失可想而知。为了这一纸虚名,从西安远道而去北京,真的值吗?"

"但我转念一想,中医目前的现状是这么不尽如人意!我的恩师孙曼之先生,多年来坚持带教中医学子,他又是为了什么呢?我在中医界有了通过打拼得来的一席之地,不就是为了传承、弘扬和发展中医吗?"

是的,人是要有点理想主义的情怀的。赵红军这个"陕西楞娃",谨记着恩师嘱托,怀着为民间中医人争一口气的信念,从古城来到京城。

北京中医药大学,堪称中医药行业的"居庙堂之高者",为何对一个"处江湖之远",且名不见经传的民间中医如此青睐呢?

赵红军是一名"年轻的老中医"。在中医界举目望去都是"满头华发"的现状下,以他47岁的年龄,确实有些"青涩";但赵红军却是一位名副其实的"老中医",因为他20岁出头就开始行医,至今已有28年,诊治了20多万名患者。尤其是经他的双手,治愈了成千上万的心脑血管病、中风偏瘫和不孕不育症患者。从他的老家陕西合阳,到西安古城,乃至全国各地,到他的中医馆就医的患者络绎不绝,他在老百姓和全国的中医同行中,都有不错的口碑和声誉,这个资历不可谓不"老"矣!

成为北京中医药大学特聘临床专家,必须按照合同约定,全年出 48 个半天的门诊，每年至少进行两次专题讲座。

2016 年 8 月，赵红军在北京中医药大学国医堂第一次出专家门诊，就有来自黑龙江、新疆、内蒙古的患者慕名而来。坐诊 10 天，记录完整的初诊病历 92 份，再加上复诊和针灸等治疗，诊治的患者超过了 200 人次。初到京城，就取得了这样骄人的成绩，远远超出了北中医国医堂和赵红军本人的预期。

经过这次坐诊，赵红军更加了解了当下中医学院教育普遍存在的问题，也更深刻地体会到了徐安龙校长在全球范围内特聘临床专家的深意所在。

赵红军在繁忙的门诊之后陷入深深的思考，连夜秉笔疾书，总结了这次带教的经历，写成《不忘初心——在北中医国医堂坐诊带教的总结报告》一文，提供给徐安龙校长和相关部门做教改参考，受到了徐校长和国医堂专家们的好评。

2016 年 12 月，受北中医之邀，赵红军在北京中医药大学大讲堂做了一场有关《风药的临床应用》的精彩演讲。

2017 年 12 月，赵红军又被北京中医药大学特聘为临床专家，这次聘任期限是三年。经过新一轮的层层筛选，这次续聘的专家只有 29 名，足见成为特聘专家，条件有多么严苛。

## 师从名师 "中国式霍金"

要了解赵红军 20 多年在中医这个大熔炉里的"修炼"过程，还得从他的恩师孙曼之先生说起。

在古代，徒弟拜师傅学习，必须跟着师傅诊断抄方，朝夕相处，耳提面命，这就是传统中医学习的"师承"方式。中医理论比较抽象，好多知识的理解需要口传心授才能深刻领悟，好多中医技能如把脉、针灸等需要手把手地带教，反复实践操作，才能学会。

孙曼之先生5岁时，得了一种被医学上称之为"脆骨病"的奇怪病，经过了反复多次的骨折……他凭着顽强的毅力，在母亲的教育下，自学苦读，打下了很深的文化基础。而立之年，一个偶然的机会，得到一位老中医启迪，他毅然改行，从自学无线电修理又转为自学中医。他先是在自己身上初试中药的神奇，给家人治病，不久，就闻名遐迩。20世纪70年代，孙曼之在赤水一带行医，日诊病人百十号人，患者排队求医，就连上厕所的功夫也有人在后面跟着，被当地人誉为"神医"。

孙先生的中医成就是多方面的。赵红军认为，老师最大的医学成就，是对号称为中医界的"哥德巴赫猜想"的《伤寒论》的研究和破解！

2003年10月，"国际仲景学术研讨会"在北京中国中医药大学召开，孙曼之应邀在大会宣读了他的论文《<伤寒论>厥阴篇研究》。论文对《伤寒论·厥阴篇》做出了近乎完美的解释，得到了国内外专家学者的一致好评，被列为本次国际学术大会论文集的卷首！

香港《瞭望周刊》慕名而来，称誉孙曼之先生为"中国式霍金"！

2014年4月，孙曼之研究《伤寒论》的结晶——《孙曼之伤寒论讲稿》由中国中医药出版社正式出版。

赵红军用了将近一年的时间，在医馆给学生和好多慕名而来的中医爱好者，从头到尾一字不差地讲解了全书。后来，还把全部视频发布到了网络上，供中医学子无偿参考学习。赵红军说，我一定要把孙老师的医术传承下去！

2017年4月18日，在赵红军和孙曼之另外一位学生陈振斌的精心组织下，"首届孙曼之先生中医学术交流大会"在山东泰山脚下隆重召开。除了孙先生带教的学生之外,还有来自全国各地的医界同仁共二三百人参加了此次学术交流的盛会。赵红军主持了大会,并非常精辟地总结了孙先生的学术成就:

"一提到孙曼之老师,我们头脑里必定会闪现出"风药和茯苓饮"。毋庸置疑,孙老师其实还有很多弥足珍贵的学术思想和临床经验值得我们学习。比如他对《伤寒论》的研究,在有《伤寒论》以来的成千数百家注解中脱颖而出,成为一家之言,这是要在中医史上留下一席之地的;孙老师带领我们分别对朱丹溪、叶天士、薛立斋、谢映庐等医案的评析、他倡导的对医案学习的重视,给中医后学开启了一扇从理论过渡到临床实践的便捷之门;孙老师这么多年来呕心沥血地带教来自全国各地的中医学子,受到正安梁冬高度赞扬的《孙曼之中医演讲录》和陈振斌师弟整理编辑的《孙曼之临床案例实录》系列,他的坚持经典中医和辨证论治的思想,都会在现在和未来闪烁着熠熠光辉……"

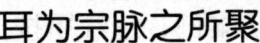

## 耳为宗脉之所聚

赵红军不但精于脉诊,还擅长望诊,尤其是望耳。他看一看你的耳朵,就能够大体指出你身体可能存在的某种病症。比如颈椎病、肠胃不适、头痛,等等,然后他再给你捏一捏、掐一掐耳穴,疼痛可能就瞬间消除。

一个小小的耳朵,为什么能够治疗这么多病症呢?

《黄帝内经》指出:"耳为宗脉之所聚。"耳朵是全身经络的汇聚之处,五脏六腑的精气都通过十二经脉而汇聚于耳。中医理论认为,"肾为先天之本","肾开窍于耳",一个人的先天禀赋是否充足,可以通过耳朵反映出来。

"麻雀虽小,五脏俱全",全身的内脏器官如肝、心、脾、肺、肾、大小肠、子宫，以及大脑、颈椎、腰椎、乳腺等都在耳朵上有相对应的穴位。当身体某部位患病时，病理信息即通过相对应的耳穴反映出来，有经验的医生通过看耳朵，就可以看出你大概的身体状况。

赵红军之所以对耳穴疗法情有独钟，完全是从自己的亲身经历开始的。

1989年，赵红军开始学中医的时候，因为每日久坐读书而患上了痔疮。当时他经济拮据，实在舍不得为了这么一点小恙去医院。偶然看到一本专讲耳穴的小册子，抱着试试看的心理，照猫画虎，就在自己耳朵上的痔疮、肛门、直肠等穴位狠劲地掐。没想到掐了一两天之后，肛门竟然轻松多了！这下他有了信心，不到一个星期，他的痔疮肿痛竟被自己狠心地掐好了！有一段时间因为门诊病人特别多，而且还要骑自行车出诊，痔疮有点小发作，有了以前的经验，刚一发作，他就赶紧掐耳穴，三四天后就好了。直到今天，再也没有复发过！

聊起耳穴疗法的成功案例，赵红军按捺不住内心的兴奋。

曾经有一名女性，失眠、抑郁，当赵红军给她贴上耳穴后，睡眠从此好转，吃饭香了，人变得有精神了，抑郁的情绪随之消除，还成功地平息了她的婚姻危机。

有次耳穴讲座，一位妇女感冒了，喷嚏连连，说吃了好几天的西药都没有效果。赵红军为她贴上耳穴，几分钟后就开始见效，咳嗽轻了，喷嚏少了。讲座结束的时候，她的感冒症状已经完全消失。她惊讶地说："没想到耳穴的疗效这么神奇！"

某电视台记者突发胃疼，来门诊后疼得直叫。赵红军为他贴上耳穴，使劲一按压，不到两分钟，他自己都奇怪地叫出声来："嗨！就是不疼了，比吃药打针还顶用，还快！"

耳穴疗法深受女性的喜爱。诸如内分泌失调、肝气郁结，情绪烦躁、脸上长斑、乳房胀痛、月经不调、痛经、闭经等妇科病症，用耳穴调理，都有很好的效果。一次上课的时候，一位女学生痛经，趴在桌子上起不来。赵红军当即给她贴子宫、神门、肝等耳穴，下课后这个学生就活蹦乱跳了。

赵红军告诉记者，耳穴对于神经、软组织损伤有非常好的修复效果，甚至可以通过按压耳穴，瞬间提高肌肉力量，增加人体的爆发力。那么是否可以利用这一点，来提高运动员成绩呢？他希望能有机会和体育界人士合作，探讨和验证这个话题。

耳穴是一种无痛针灸疗法，没有疼痛和毒副作用，具有药物无可比拟的优势，尤其适宜女性妊娠后和少年儿童。在赵红军的医馆，好多患者经过耳穴治好了病后，也开始学习这种独特的治病方法，耳穴，在这里得到了最大程度的使用和发挥。

## 风药的应用：用药如用兵

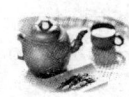

风药是孙曼之先生的学术精华之一，赵红军继承了他老师的这个绝活。

有识之士指出，当今中医的临床疗效下降，是不争的事实。而引起下降的原因是多方面的，但不会使用风药，便是其中原因之一。

中医理论中，把导致人体疾病的外因归结为"六淫"，即风、寒、暑、湿、燥、火，其中风邪排在"六淫"之首，因此，《黄帝内经》中就记载了"风为百病之长"的说法。

"风邪善行而数变"，风邪感人，无处不到。赵红军在历代医家总结的基础上增加了一点："风邪多入孔窍"。风邪致病非常广泛，从表到里，从上往下，可以引起多系统多器官发生问题。

那么治疗风邪致病的药，自然就是风药。

赵红军给风药下的定义是：风药首先是具有辛味的一类药物，具有"升、散、燥、动"的特点，能够对人体起到发散、升提等一系列作用。

经过20多年的临床观察，赵红军开创性地提出：风药的应用在今天不但没有过时，当代人，特别是生活在都市中的人，更适合使用风药。这是因为"都市人住高楼大厦，户外活动少，不吹风不接地气。我在多年临床实践中发现，看不孕不育的女性，城市多于农村。农村女性治疗月经病大多是月经提前、量多，而城市人大多是月经推迟、量少。农村女性接地气，运动量大，吹风多，气血经络就活了。夏天空调，'虚邪贼风'，冬天暖气，把窗户关起来，空气就不流通。恣食肥甘厚腻，湿气重，风药化湿不但能化外湿，也能化内湿。城市人缺乏运动，'流水不腐，户枢不蠹'，使用风药就是让你动起来，流通气血。城市人压力大，情绪抑郁，风药能够疏肝解郁。不要忘了雾霾的巨大危害，不但是呼吸系统、心脑血管疾病，男性不育症，女性不孕症，都和雾霾有关。风药可以宣肺，发散肺里的风寒郁热，也就相当于给肺进行了一番清洗。"

由此，赵红军在中医经典和孙曼之先生论述的基础上，结合其他医家同仁的相关论述，把风药对人体的作用非常精辟地归纳为二十二大功效：

发散、升提、升阳、祛风、止痒、散寒、胜湿、行气、活血、止血、引经、解痉、通络、止痛、止泻、消肿、化痰、散结、开窍、醒神、发散郁热、疏肝解郁。

赵红军总结了能够使用风药的人体病症大全，这些病症涵盖了内、妇、外、儿、皮肤各科，竟然有近百种！

赵红军的论文《风药的临床应用》，虽然篇幅不长，但字字玑珠。

荆防败毒散，这个一般中医都认为普通得不能再普通的方剂，他却用来治疗冠心病，起到了意想不到的良好效果。他用《伤寒论》的桂枝汤治疗产后全身关节疼痛失眠抑郁症，用葛根汤治疗颈椎病颈椎僵硬头痛头晕；用泻黄散治疗女性功能性子宫出血，崩漏；用大续命汤加减治疗类风湿性关节炎以及中风偏瘫，都取得不错的临床效果！

## 中风克星：针药并用起沉疴

在古城西安，一提起赵红军，都知道是治疗妇科不孕症的。但很少有人知道，赵红军其实是以治疗中风偏瘫起家。

赵红军的启蒙恩师——苏礼先生在《事如积薪后来居上》一文中说：

在20年学医行医的过程中，赵红军勤求古训，博采众方，不拘门户之见，坚持临床实践，理论和经验都有了很大的提高。他不仅能自如地应对胃病、风湿、颈椎病、腰椎病、神经衰弱、乳腺增生、妇科经带等病症，在运用中药针灸治疗中风等疑难、危重症方面，也积累了丰富的经验，取得了骄人的成绩。山西省襄汾县一位中风偏瘫患者，不远千里找红军治疗，患者被担架抬着而来，最后自己行走而归。仅1992——2007十五年间，经他治愈的各种中风偏瘫患者就达数百名之多。

在赵红军的老家陕西合阳，赵红军治疗中风偏瘫有口皆碑，当地老百姓都知道当年才二十多岁，就以针灸结合中药治疗中风偏瘫而出名的那个中医娃娃。

1992年赵红军初行医时，偶遇一中风患者，正在合阳县某医院住院，输液针刺，但病情毫无起色。经他用耳穴针灸的办法医治后，生活恢复自理。这事被《合阳报》的记者采访后，刊发于当年9月的报纸上,题目为《赵红军治中风有绝招》。

　　这个病例激励了赵红军,从此他一发不可收拾,走上了专攻中风偏瘫的探索之路。

　　1995年7月29日,合阳县新池镇行家堡64岁的村民李秀云,突发脑溢血。经医院CT诊断:左侧颞叶顶叶硬膜下亚急性血肿,出血量约200毫升!这是一个重症脑出血病例!患者多方医治无效,生命濒危,家属几乎放弃了治疗。经赵红军极力挽救,针药并施,终于转危为安。多年后,患者的生活依然能够完全自理!李秀云被赵红军神奇地"救活"了!这件事在当地引起轰动。

　　中风初期疾刺、早刺哑门穴,可以有效促使患者清醒,恢复语言功能,这是其他治疗方法不可替代的!这是赵红军经过20多年临床实践反复验证得来的宝贵经验。

　　合阳县知堡乡鹅毛村的雷莲生,重症脑梗塞,中风不语,经赵红军针刺哑门一次即开口说话。黑池镇裕北村的种广棣老师,突发脑出血达60毫升,手术后遗留严重的偏瘫失语,在赵红军反复针刺哑门穴后语言功能完全康复,又骑上他的自行车了。

　　赵红军非常感慨地说:"中医非不能救急重症,用不及时耳;中医非不能起沉疴,用非其法耳;吾祖神农创百草以救性命,轩辕黄帝制九针以渡世人,奈何今世后学不入其法门,中医日渐式微,而有中医不能治疗急症、重症之言论,诚乃憾事!"

　　1996年,《新华社经济信息》驻渭南站记者采访赵红军后,以《修补生命方舟的人》为题,刊登了他治疗过的一些病例。

　　1999年冬月,陕西省著名农业科学家李立科的助手患脑出血偏瘫,出血量达40多毫升,经赵红军治疗后能够独立行走,李立科为此和赵红军亲切交谈,并勉励他说:"小赵!我今天和你初次见面,没有什么东西送给你,我送你一句话吧,你一定要爱你的事业,爱你的患者。当你一旦瞄准了对社会有益的事业后,你一辈子哪怕什么事情都别干，就干成这一件事，你就可以无愧了！"《合阳报》当即发表了《你一定要爱"她"》的文章，记录了当时的情景。

## 让不孕者享受生命延续的惊喜

打开赵红军的QQ空间，有一个患者的感谢相册，患者的留言感人肺腑。而在这些由衷的感谢信里面，最多的还是好多女性患者如愿怀孕生产之后报告好消息。

当一个小宝宝呱呱坠地，一个小生命来到人间，他（她）带给父母和家庭的，是用语言难以形容的快乐！但遗憾的是，作为正常人就能够享受的生儿育女之事，在一些不孕不育患者那里，却成了一种奢侈！

多年来，赵红军不用西药、不打针，仅仅纯粹的中药配方，结合针灸按摩特定穴位，为多少个家庭带来了幸福，使无数不孕症患者享受到了生命延续的惊喜！

当归四逆汤和温经汤是赵红军治疗不孕症成功率最高的两个方剂。赵红军清楚地记得，1991年冬月，他才学了不到两年的中医，一位老乡带着老婆，抱着试试看的态度来咨询，说是结婚好几年了，都没有怀孕，想问问是什么原因？赵红军一把脉，一问诊，这位女性月经推迟、量少，手脚冰凉，这不就是《伤寒论》厥阴病肝血虚寒么？就给开了5副当归四逆汤。没想到，就这5副药下去，春节后就怀孕了，后来生了个大胖小子！

由于生活节奏加快，压力增大，人们的饮食习惯逐渐向西方靠拢，摄入过多的甜食、水果、牛奶、面包等，多囊卵巢综合征患者越来越多，就西医的角度而言，这种病一旦得上，几乎没有治愈的可能性，不但无法正常排卵、怀孕，还可能发生肿瘤，只能靠长时间服用激素来控制病情。

30岁的李某就是这样一位患者。多年的月经推迟，发胖，下巴起痘、手脚冰凉、白带稠黄、腰困、痛经。赵红军辨证她为阳虚宫寒湿热瘀血证，用《金匮要略》的温经汤加化湿热和活血化瘀的方法治疗。2016年1月开始治疗，治疗一段时间后没有复诊，到2017年2月2日的时候患者才反馈，治疗后即已成功怀孕，现在已经生了一个女孩。

来自宁夏的张某，多年不孕，2014年2月19日开始治疗，至6月11日成功怀孕。值得一提的是，张某的弟弟受此影响，后来拜赵红军为师学习中医，现在已经能够独立开诊治病了。

输卵管不通是引起不孕症的常见原因之一。赵红军认为，中医治疗不孕症，只要辨证准确即可大胆治疗，切莫拘泥于西医所谓输卵管不通等等检查结果，畏惧不前。辨治得当，输卵管自然就会畅通；身体调理好了，各种问题就会迎刃而解。

29岁的李某，西医检查双侧输卵管通而不畅，粘连。无奈之下做了试管婴儿，没想到怀孕第74天出血，怀孕第6月继发宫腔感染，被迫终止妊娠。患者极度沮丧！经朋友介绍找到赵红军。赵红军经过详细问诊，把脉辨证，得出患者为湿热体质的结论，给用三仁汤合葛根芩连汤加减治疗，2014年6月7日初诊，至10月28日成功怀孕，后足月生一男孩。

国家二胎政策放开后，好多女性想生个二胎，然而却发现，由于子宫内膜过薄，月经量少，卵巢早衰，不能正常排卵，以及各种各样的囊肿、肌瘤等各种原因，自己好像怀不上了！

来自山西侯马的郑女士就是这样一种情况。经期小腹坠痛无法忍受5年余，加重一年。西医检查诊断为子宫腺肌症，宫颈潴留囊肿。曾于北京、西安四军大等各地求医，均无效果，西医建议切除子宫。赵红军经过分析，辨证患者为肝郁湿热证，用丹栀逍遥散加减治疗。从2016年3月12日开始治疗，一个月后痛经等症状消失，至4月27日患者报告已经如愿怀孕！

赵红军告诉记者，女性疾病是中医的优势病种，比如乳腺增生、月经不调，以及各种各样的不孕症，甚至好多经西医诊断宣判的不治之症，经中医的辨证论治，也可以取得满意效果。

谭某，32岁，来自湖南湘潭，2011年经中南大学湘雅二院诊断提示：子宫全纵隔、阴道纵隔、子宫内膜息肉、原发性不孕症。经西医住院手术等治疗，西医结论认为已经无法怀孕。2013年4月10日辗转来到西安找赵红军治疗两三个月后怀孕，生一女孩。

单角子宫（也叫残角子宫），就西医而言，此类病症是极难怀孕的，即使怀孕后也容易流产。好多女性得知患了此病后悲观失望，以为得了绝症。也有的听从西医建议做了试管婴儿，然而屡次试管，屡次失败，给患者心理上蒙上了巨大的阴影。

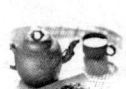

李某34岁，结婚多年未孕，经西医检查为单角子宫、残角子宫，免疫封闭抗体阴性。曾经习惯性流产4次，胎停一次，试管均遭失败。男方由于工作环境等原因，精子质量也不好。患者夫妇极度悲观失落，承受着常人无法承受的巨大压力！赵红军认为，不孕症患者的心理治疗非常关键，除了辨证用药之外，要经常鼓励患者，缓解压力，增强她们的信心。这对夫妇从2014年起开始同时接受治疗，经过两年多的间断调理，终于在2016年元月自然怀孕了，而且还是双胞胎！

2017年9月28日，患者发来微信："赵老师，我昨天下午3点10分剖腹产诞下两枚小公主！"并附上两个公主的照片，满怀感激地说："多谢赵老师关心，我也希望我的事情能给更多的病人带来更多的鼓励！""我和家人衷心感谢您一直以来的关心和帮助！"

赵红军回复说："你的案例给了所有单角子宫患者莫大的鼓

励！你用事实告诉她们，心诚则灵，医患结合可以创造奇迹！"

治病也是缘分，遇到疑难重症，医患的互信非常重要，这是一个医患结合，共同战胜病患的典型案例！

赵红军认为，治疗不孕症是个系统工程，一定要坚持多管齐下的原则，该吃药就吃药，该针灸就针灸，该按摩就按摩。他在药物的剂型上也颇费心思，有的适合蜜丸，有的适合散剂，有的还要结合食疗、膏方。

看着赵红军药柜上的那些食疗膏方，坛坛罐罐，我们衷心希望天下女性都能够自珍自爱，配合治疗，康复如初，尽享人伦之乐！

## 五行人体质辨析

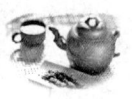

为医者要"上知天文，下晓地理，中通人事。"

中医理论的基本出发点是"天人合一"，天就是天体，影响人最大的天体无疑就是太阳、月亮和五大行星。这也是《周易》讲阳气"七日来复"和我们每7天一个星期的来源出处。

阴阳来自于地球的自转，产生昼夜交替，白天太阳高照，阳的本意就是太阳；夜晚月光皎洁，阴的本意就是月亮。这种变化周而复始，这种现象普遍存在，引申到万事万物，就产生了"阴阳"学说。

"五行"学说并非指木、火、土、金、水五种具体的物质，而是五种运行状态。阴阳五行是宇宙万物的宏观大道，五行之间的生克制化孕育和体现了生命的丰富多彩和生生不息。

"世事洞明皆学问，人情练达即文章"，中通人事，就是要"知人"，医者要在望闻问切的过程中，通过患者的声色形态，大致先判断出他是"五行人"中哪一类型的人，然后才能有的放矢，采取有针对性的治疗方案。

赵红军擅长望诊，尤其是通过望诊对"五行人"进行辨识。

走进赵红军的病历资料室，翻开每一页病历，首先映入眼帘的，是他对每一个患者五行人体质的诊断。某某，土行人；某某，火行人，等等。不仅仅患者惊讶，好多来参观学习的中医同行也多流露出惊奇不解之色。

赵红军在临床上，一般先把人的体质分为五种，然后再看每一行的偏盛、偏衰，这样就可以大致掌握一个人的整体状况。

对于五行人的辨识乃至临床用药，赵红军有着非常丰富的临床经验。他对学生讲到："火行人性格急躁，你要慢慢地和他说话，他急你不急，引导他，让他也慢下来；金行人刻薄，他刻薄你得宽厚，不要锋芒毕露，针尖对麦芒，不要和患者顶起来，要学会以柔克刚；土行人多思多虑，优柔寡断，甚至语无伦次，你得诱导他，让他有条理地陈述病情，你要是跟着他的思绪走，让他叨叨不休，即使一个上午也看不了几个患者；水行人阴气较盛，沉默寡言，你得提高嗓门，适当的时候得鼓励他，让他把心扉敞开，给他一点阳光。"

"从患者见到医生的那一刻起，这个诊疗其实已经开始了，问诊的过程实际上已经在开始治病了。木行人性格敏感，年轻小伙子易冲动，年轻女性则娇气，这也不行，那也不行，最考验医生的耐力和对患者的驾驭能力。"

中医治病就是调整"五行"。了解了"五行"的属性和在人体的应用，就可以根据身体所出现的一些病状，有针对性地进行调理，使身体归于平衡。

对于人生修养，赵红军从中医五行的角度，有着自己独特的阐释：人的一生，就是修炼自己，磨去你的棱角，使自身协调，与万物融合。

"不是要修行吗？不必去深山老林，来学中医吧。修好自己，修好别人；修好别人，修好自己。学中医就是最大的修行。能修好中医，还有什么修不会的呢？""和患者建立和谐的关系，给他们看好病，同时，你也就成了一名合格的中医、良医。"

赵红军是这样来要求自己的，也正在这样培养他的学生，那些未来的明医（意思是明明白白的医生）。

## 和谐养生：把患者变成医生

远在两千多年前的《黄帝内经》早已经指出："上工治未病！"

赵红军认同"一个优秀的医生，同时应该是一个健康教育家，"要教育患者采取正确的生活方式，避免各种有害的行为，养成有益的生活习惯。

正是在这样的思想指导下，他汇聚多年临床经验，写成了养生保健普及读物《和谐养生——中医不是传说》。

《和谐养生—中医不是传说》分上、下两篇，30余万字。上篇从衣、食、住、行等九个方面，纠正大众生活中的常见误区；下篇从心、脑、脾、肾等九个方面，告诉大众正确的养生方法。

赵红军以一个临床医生的视角，在多年来诊治大量患者的基础上，以深厚的理论素养，旁征博引，深入浅出，将和谐的中医养生理念娓娓道来。他力求"授人以渔，而非授人以鱼"；力求使古奥的中医理论浅显化、大众化，以此来告诉世人——"中医不是传说"，是可以看得见、摸得着、能够解决实际问题的国粹。书中介绍的养生方法简单易行、方便实用。

第二版和第三版修订的时候，赵红军应广大患者、读者和中医爱好者的要求，又增加了《赵红军答患者问》和《与初学者谈如何学习中医》两篇文章。

赵红军在书的扉页满怀深情地说：

"我把这本书送给饱受病痛折磨的人士，它可以使你走出求医问药的误区，康复如初；我把这本书送给一切爱美的女士，它可以驱散你心头的阴霾，把健康的容颜挂在脸上；我把这本书送给痴迷中医的初学者，它用通俗易懂的理论解答你的迷惘和困惑；我把这本书送给临床医生，用它来正确地引导你的患者，更好地配合治疗；我把这本书送给一切热爱生活、热爱养生的朋友，祝愿你们永葆青春、健康、快乐！"

一个医者"大爱至仁"的情怀跃然纸上。

许多读者纷纷来信，对于从书中汲取到的中医知识和保健方法，对于他们的切身受益，向赵红军表示感谢。一位80多岁的老奶奶买书，索他签名留影，一对70多岁的老夫妇，从广州打来电话，分享他们实践书中保健方法后的喜悦。

苏礼先生在《序》中勉励赵红军：祖国医学，源远流长；事如积薪，后来居上！

孙曼之先生在《序》中赞许赵红军：以丰富的从医阅历，力辟谬误，宣传正确的健康理念，厥功甚伟！

中国道教协会副会长任法融挥毫一幅：和谐养生，医法圆融。巧妙地把书名和自己的名字结合在一起，表达了对赵红军的肯定。

该书于2010年10月出版，很快就一销而空。2012年1月该书第二版，再次印刷，但很快就又被读者一抢而空。2014年10月该书第三版，第三次印刷，现在又已告罄。

从理论到临床，从养生到治病，赵红军厚积而薄发，在古城西安10年，取得了不小成就！然而，他并不满足于此！

《人民日报》发文："病为什么越治越多"？振聋发聩！

现在的医学已经步入了误区！孩子隔天感冒、发烧、咳嗽，

抗生素升级换代也不管用，反而使得孩子的抵抗力越来越弱！每天把药当饭吃，吃出了越来越

多的肾衰竭！这是多年来歧视中医、遏制中医、唯科学论、单纯发展西医带来的恶果的现实写照！

在中医经过了近30年的低迷之后，国家终于认识到了这个问题。习近平主席指出："没有中医药的参与，中国的医改难以完成。"

赵红军陷入了深深的思索！

2017年8月，赵红军安置好患者，和他的学生同学，从西安至北京、内蒙，一路向北，又从榆林到陕南，一路向南，沿途考察，行程万里。他在寻找答案：中医究竟要怎么样发展？什么样的治疗对患者而言，才是最好的治疗？

赵红军认识到，与其治好一个病，不如让她认识到为什么会生病？怎么样避免疾病的反复？教给她最基本的医学原理和养生知识，这比简单治好一个病更为重要！

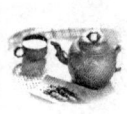

依托自己的医馆，他把师兄弟和学生们组织起来，他要办中医教育！只有系统的中医教育，才能够拯救中医，才能够救治患者，才能做到"天下无疾！"

28年前，赵红军"弃文从医"，28年后的今天，赵红军立足于临床办中医教育！但他这个教育，不同于一般意义上的学校教育，他要把患者变成医生！

正是在这样的理念指导下，正念堂中医教育培训中心应运而生。它提出的口号是："零基础学习中医！""授人以鱼不如授人以渔"，"最好的医生是自己！"

正念堂刚刚成立，就迎来了一位新学员、老患者。这位周同学，30岁，大学副教授，是赵红军多年的患者，她报了初级针灸班。一方面，她自己脾胃不好，想通过学习更深入了解怎么样防

病；另一方面，今年暑期，她的爸爸刚刚被诊断为恶性肿瘤，她想能够通过所学到的知识，为家人做一些力所能及的保健。

行同学，48岁，这位赵红军的高中同学，移居加拿大，在深圳有自己的公司，一直有个中医情结，有学习中医的梦想。他想通过学习耳穴、针灸，一方面给家人和自己保健身体，另外还考虑以后回到加拿大，开设一家自己的针灸诊所。

赵红军说："面对面培训，专人负责；手把手教会，即学即用！"这是他们培训中心最大的特色与优势。的确，一个有担当的中医人，一个有创见的中医馆，这样的模式，在全国并不多见！

全神贯注于他的中医事业，赵红军的大脑一刻也没有停止运转。

除了教育，培训，赵红军还非常重视教给患者食疗的养生治病作用。

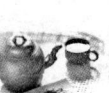

"药食同源"，好多药物本身就是食物，同时又具有药物治病的特点，而且没有副作用，口感好，可以长期服用，应该得到进一步的挖掘开发。

莲子，是赵红军处方很常用的一味中药。

李时珍《本草纲目》："莲之味甘，气温而性涩，禀清芳之气，得稼穑之味，乃脾之果也。土为元气之母，母气既和，津液相成，神乃自生，久视耐老，以其权舆也。昔人治心肾不交，劳伤白浊，有清心莲子饮；补心肾，益精血，有瑞莲丸，皆得此理。"

养生最重要的莫过于养心，莲子归心、脾经，不但补益心脾，养心安神，如果再结合不同的配伍，开可以益肾，养肝，厚肠胃，对全身多种疾病都有保健和治疗作用。

受此启发，赵红军以莲子为主要成分，在中医五行、藏象学说的基础上，琢磨出了"五莲仁"系列药食同源配方。它们分别是金莲仁，对应人体的肺，对呼吸系统有养生保健作用；山莲仁，对应人体的脾，对消化系统有养生保健作用；酸莲仁，对应人体的心、肝，有利于促进睡眠；覆莲仁，对应人体的肾（精），对男性性功能障碍，精子畸形，成活率低下等有促进恢复作用；椹莲仁，对应人体的肾（阴），对女性子宫内膜薄，月经量少，卵巢早衰等都有非常好的养生保健效果。

苏礼老师说："赵红军正向着中医发明家的目标迈进！"

赵红军的成功靠的正是遇到苏礼、孙曼之这样的名师指引，靠的是孜孜不倦28年的理论结合实践，靠的是良好的人文素养，因此才能一通百通，以不变应万变。

"关中多名医，秦医缓与和。"从一代药王孙思邈，到我国近代中医药学家黄竹斋、苏礼、孙曼之，三秦大地，名医辈出，他们为黎民百姓造福，为中华民族的中医药事业做出了不朽的贡献！

赵红军就是秉承了这一优秀的中医药文化传统，而在新时代将其发扬光大。

习近平主席指出："中医药学是中国古代科学的瑰宝，也是打开中华文明宝库的钥匙。""当前，中医药振兴发展迎来天时、地利、人和的大好时机。"

钱学森说："医学的发展方向是中医而不是西医，西医也要发展到中医上来。中医的革命会引起医学的革命，医学的革命会引起科学的革命。"

我们期待着这位年轻的老中医，以深厚的医学底蕴，在祖国医学的传承和弘扬方面，继续努力，做出更大的成就！

本文摘自《中国报告文学》时代报告
2018年第2期

# 再版后记

弹指一挥间，又是10年过去了。《和谐养生——中医不是传说》自2010年10月出版以来，受到广大读者、患者的追捧，历经两次修订，三次印刷，早已销售一空。

这10年来，门诊依然是我的日常工作。从主治心脑血管病、中风偏瘫、糖尿病、颈椎腰椎病、脾胃病，到现在以中医妇科为重点，主治乳腺增生、月经不调、不孕不育症等，从每日三四十至七八十个患者，我把自己百分之八十的时间和精力，都投入到了中医事业。苦尽甘来，这10年我治愈了来自全国各地成千上万的患者，尤其是一些疑难病患者。特别是每当收到治愈的不孕症、银屑病等患者发来微信表示感谢，使我感到功夫没有白费，虽然累，但快乐着！

这10年来，临床带教是我的工作重点。从手把手地教耳穴、针灸，到把脉，分析案例，处方用药，有来自全国各地的临床医生、中医院校的毕业生、中医爱好者跟我学习。他们中间，有的已经在医院工作多年，有高级职称，为了圆中医梦，毅然辞掉了工作来跟诊学习；有的个体行医多年，但不满足于临床疗效，毅然关门来跟诊学习；还有的是非医学专业的中医爱好者，学习后参加了国家考试，拿到了中医师承或者确有专长的行医资格。

跟诊的学员来自五湖四海，经过多年的学习，他们中间不乏姣姣者，并成为当地的中医骨干，比如重庆李常中医副主任医师，汉中胡代斌中医主治医师，聊城王东晓中医执业医师，铁岭张海龙中医主任医师等。他们中间有些自主创业，成为一方明医，比如梅州叶明辉、重庆高远志、成都胡鑫、渭南姜晓杰、唐山张章、邯郸王亚楠、新郑于德林、吴忠张伟等。还有西安唐肖剑、张艳，山西付晓泽、梁明光，昆明周雨涵，西宁张震，上海戚洪莉，深圳何方清，庆阳李宏红，广州叶泽虹，合阳张宾等，都是十分优秀的学员。

这10年来，国家的政策法规也有了很大调整，逐步取消了门诊输液，购买抗生素需要有医师处方，非必要输液和滥用抗生素得到了有效遏制。"金山银山不如绿水青山"，雾霾天气、环境污染和食品安全都在加强治理。所有这些，都在向着本书所倡导的"和谐自然"、"和谐养生"的方向发展。

特别是2017年7月，经过几代中医人的不懈努力，《中医药法》颁布施行，中医的生存状况有了翻天覆地的变化，中医迎来了前所未有的发展际遇。

《中医药法》第三条："发展中医药事业应当遵循中医药发展规律，坚持继承和创新相结合，保持和发挥中医药特色和优势，"这就从根本上改变了这么多年以西医管理中医的尴尬局面。第十四条："把开办中医诊所的审批制改为备案制，开医馆再不必托熟人找关系，受到种种束缚和限制了。"

第十五条："以师承方式学习中医或者经多年实践，医术确有专长的人员，由至少两名中医医师推荐，经省、自治区、直辖市人民政府中医药主管部门组织实践技能和效果考核合格后，即可取得中医医师资格"。这确立了以师承方式学习中医者通过国家考试即可取得中医医师资格，合法行医，从而有望摘掉戴在民间中医头上多年的"非法行医"的帽子了。

第三十一条："国家鼓励医疗机构根据本医疗机构临床用药需要配制和使用中药制剂，支持应用传统工艺配制中药制剂，支持以中药制剂为基础研制中药新药。"传统中药名方将走向市场，再也不必守着自己的宝贝不用，而去购买日本的汉方。

第三十五条："国家发展中医药师承教育，支持有丰富临床经验和技术专长的中医医师、中药专业技术人员在执业、业务活动中带徒授业，传授中医药理论和技术方法，培养中医药专业技术人员。"我和我的恩师孙曼之老师这么多年来带教了来自全国各地成百上千的中医学子，得到了国家的认可。

毫无疑问，中医的发展迎来了历史难得的好时期。受国家政策导向的影响，中医馆遍地开花。然而一个尴尬的现状是，医馆装修虽然越来越豪华，患者却门可罗雀。我们不要忘了，医馆的任务还是治病救人，在任何时候，医生的作用都是第一位的，因为患者要的是疗效。我们不可回避，医馆最缺乏的还是医生，好多中医专家"轮流坐庄"，今天这个医馆，明天那个医馆，究其实不过是虚假繁荣。如果不解决中医师后继乏人的问题，这种"繁荣"是持续不了多久的，最终受伤的还是整个中医事业。

越来越多的有识之士认识到，中医师承教育，作为中医院校的补充，是提高中医师临床能力的有效途径。

坐着谈，何如起来行？2015年12月，北京中医药大学校长徐安龙上任伊始，遍访全国名老中医，在全球范围内遴选特聘专家到北中医带教。我抱着试试看的态度报了名，经过材料初审、学科评议和专家委员会评审三个阶段，以及现场诊病、面试答辩等层层环节，最终成为首届被聘的46位临床特聘专家之一。

2016年8月，我开始在北京中医药大学国医堂出专家门诊，带教学员。相继带教过的学生有：李淑敏，北京中医药大学东直门医院2015级硕士；王月，北京中医药大学东直门医院2014级硕士；吴娇娟，北京中医药大学针灸推拿学院2018级博士；来保勇，北京中医药大学第三附属医院2019级博士；曾天笑、赵俊，北京中医药大学针灸推拿学院2017级硕士；陈帅，北京市昌平区南口医院2013级硕士；李兆祯，北京中医药大学东方医院2019级硕士；飞怡江、王涵、王宏煜，北京中医药大学第一临床医学院2016级；方小婷，北京中医药大学东方医院2016级；张墨涵、任耕庆，北京中医药大学针灸推拿学院2018级。另外还有赵燕明、秦水英、张宇、郭炯硕、陈丽芳等医师利用业余时间前来跟诊学习。

我先指导他们写初诊病历，然后我再看诊，让他们观摩中医望闻问切和辨证论治的全过程，手把手教他们把脉，以及针灸和耳穴治疗。看诊之后，我再逐一讲解当天的案例，详细分析处方用药思路和治疗技巧。同学们学习得非常认真，他们把我的讲解录音发到带教群，整理成文字，供群里一百多位没有来到现场的同学们学习。仅2019年，经同学们整理成文字的初诊病历就达到了246份，可望以后集结出版，让更多的中医学子受益。

带教之余，我写成《不忘初心——在北中医国医堂坐诊带教的总结报告》一文，供徐安龙校长和相关部门作教改参考。

2016年12月，我在北京中医药大学做了有关"风药的临床应用"的专题报告。2018年12月，我做了有关"大续命汤治疗中风经验介绍"的专题报告。我把自己学医行医28年的临床经验毫无保留地分享给北中医的学子们，希望他们能够尽快学会中医思维，走向临床。

在西安的临床带教迄今也已十年。上午学员写病历跟诊，我一边把脉一边给他们讲解中医的理法方药。每周五我专门腾出时间讲课，从2015年2月至2016年4月，用了一年多的时间，我在医馆讲解了《孙曼之伤寒论讲稿》《医学传心录》《醉花窗医案》等，后来把视频发布到了网上，供大家免费学习。

从2017年9月至今，与当归中医学堂合作，我讲解了《医学三字经》《濒湖脉学》《药性赋》《汤头歌诀》等中医四小经典，受到了广大中医初学者的追捧。2019年新年伊始，在"中医在线"何剑主任的支持下，我把自己多年临床的经验《妇科病心得体会》《易学实用的耳穴疗法》视频放到了"中医在线"平台上，免费分享给大家学习参考。2019年10月，我到新加坡举办了耳穴专场讲座。2019年9月，在同仁堂与当归中医合作的面向中医院校和基层医生的中医内科讲座项目中，由我主讲了中风、胸痹、咳嗽、不寐、胃病、痹证等6个病种，我把自己学医行医30年的临床经验都毫不保留地分享给大家。

要讲的还有很多……

对于整个中医师承教育而言，我深知个人的渺小，要做一番事业，离不开大家的支持。中医要复兴，任重而道远！

感谢徐安龙校长，感谢学苑出版社的陈辉社长和付国英编审，感谢中医在线的何剑主任以及全体同仁。感谢各位读者，特别是再版之际仔细看过本书并指出数处错别字的屈任务读者，大家的支持是我不断前行的坚强后盾，在此谨致诚挚的感谢！

赵红军

2019 年 8 月 12 日

再版后记

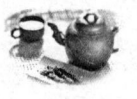

# 作者感言

我愿做一头孺子牛,

吃着野草,挤出来晶莹纯净的奶汁;

我愿是野草,燃烧着自己,去温暖大地。

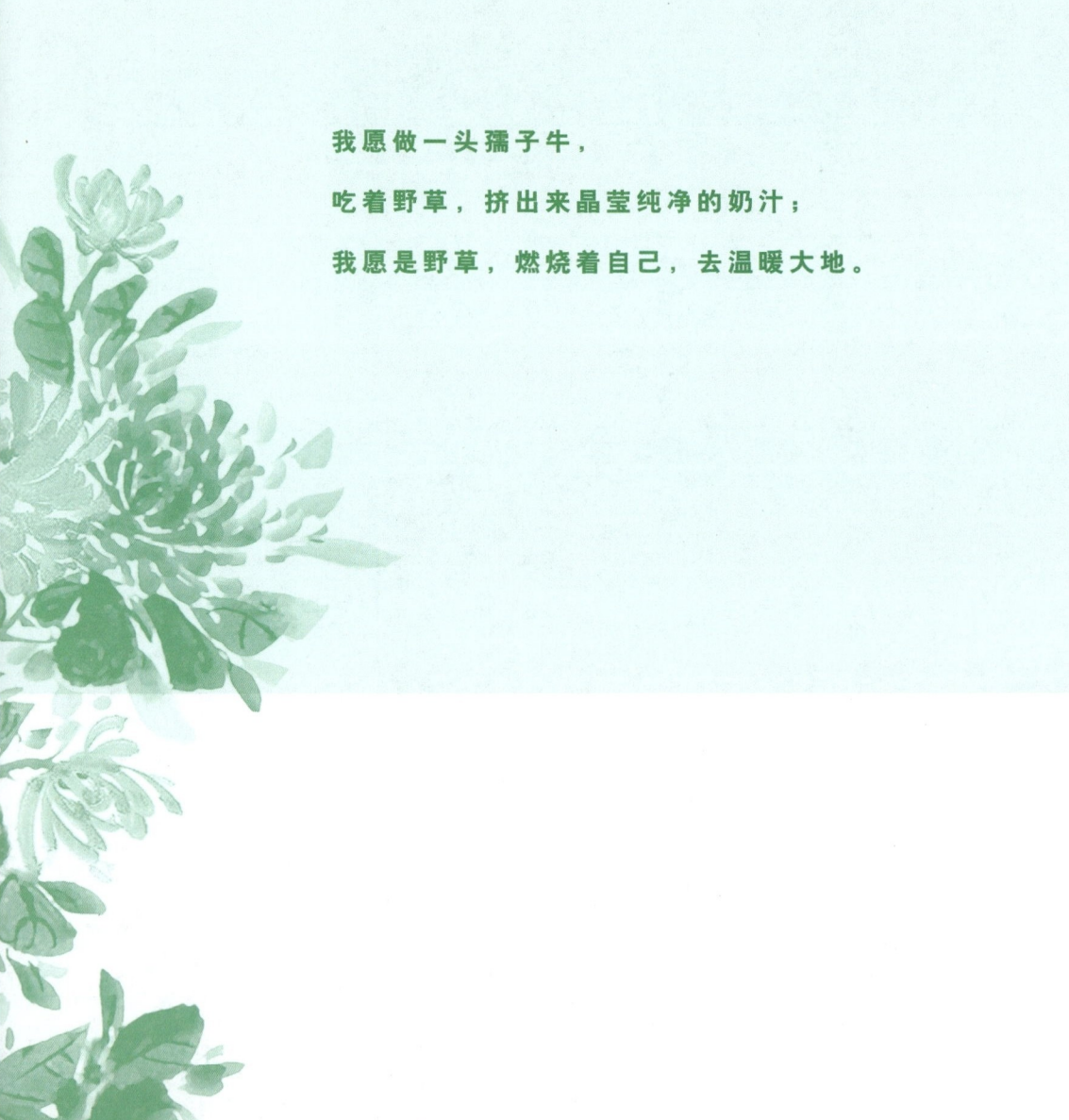

我用这本书回报含辛茹苦地供养了
两名"北大"学子和一名医师的母亲，
儿女希望您永远健康！